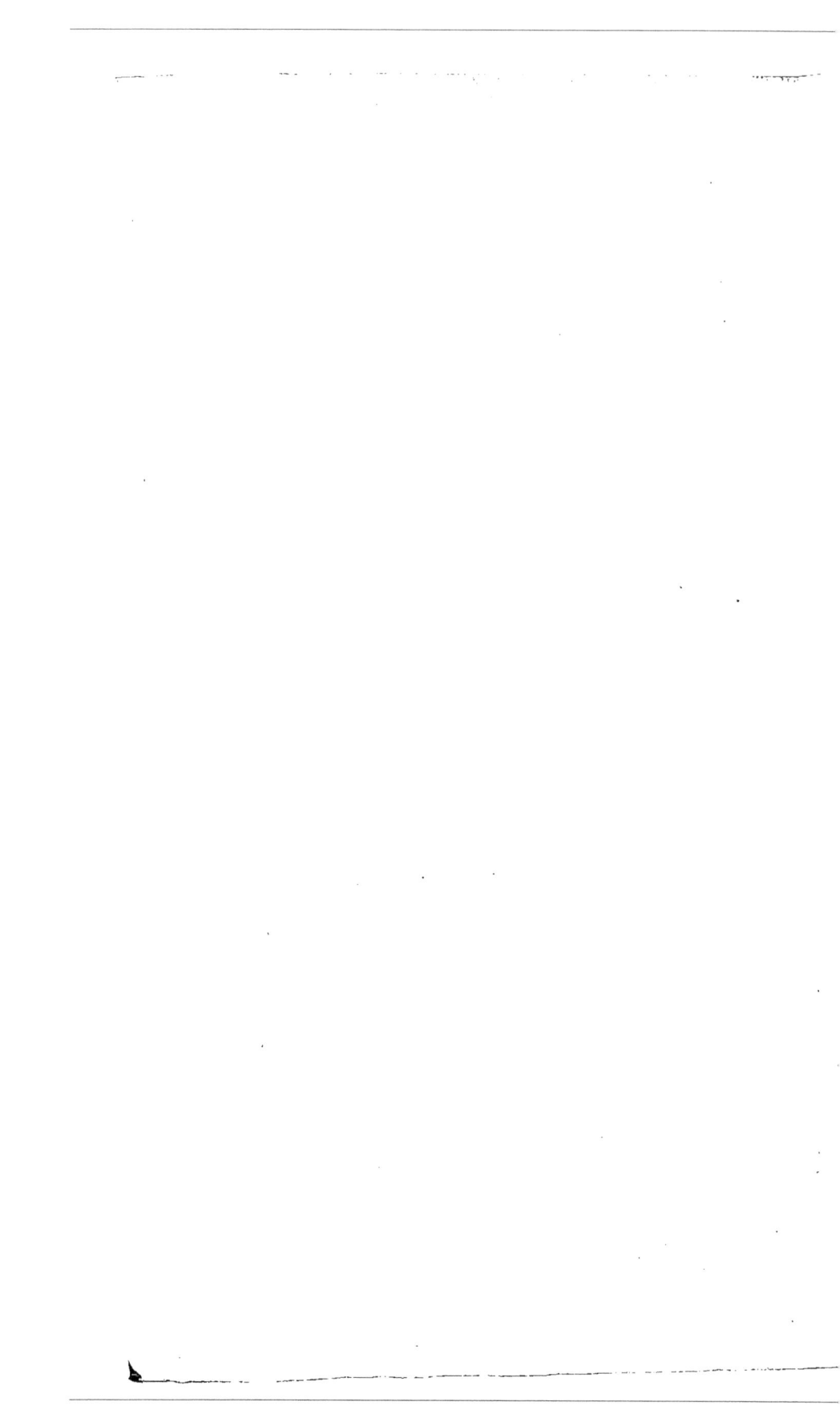

SOCIÉTÉ D'ANTHROPOLOGIE DE LYON

Séance du 16 Janvier 1904

ÉTUDE

DES

CIRCONVOLUTIONS CÉRÉBRALES

Dans la Série des Mammifères domestiques

COMPARAISON AVEC L'HOMME

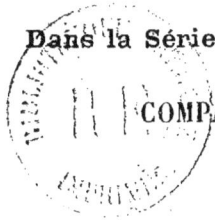

PAR MM.

LESBRE et FORGEOT

Professeur   Chef de Travaux

à l'École Vétérinaire

⬥

LYON

A. REY & Cⁱᵉ, IMPRIMEURS-ÉDITEURS

4, RUE GENTIL, 4

—

1904

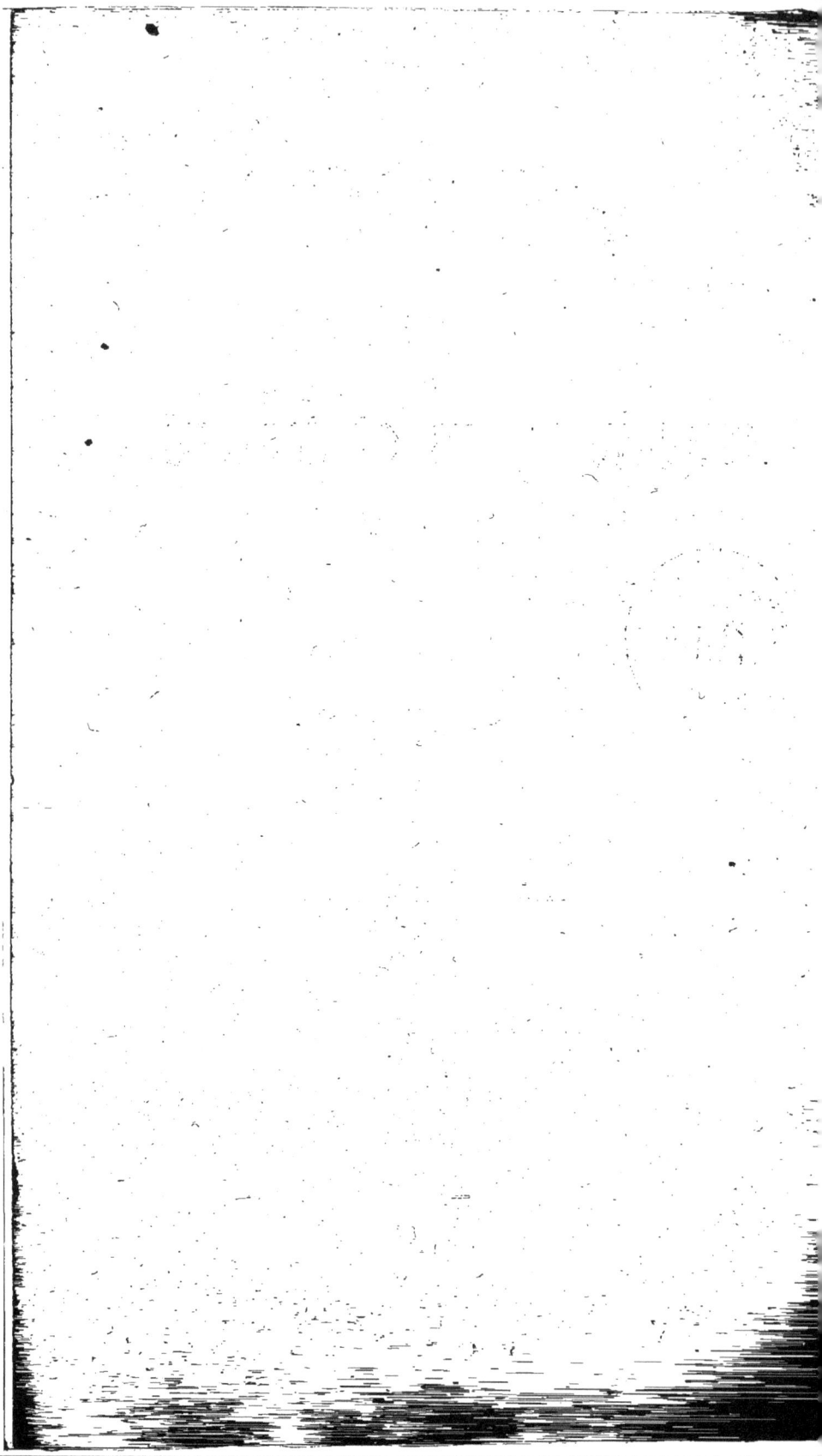

ÉTUDE

DES

CIRCONVOLUTIONS CÉRÉBRALES

Dans la Série des Mammifères domestiques.

COMPARAISON AVEC L'HOMME

SOCIÉTÉ D'ANTHROPOLOGIE DE LYON

Séance du 16 Janvier 1904

ÉTUDE

DES

CIRCONVOLUTIONS CÉRÉBRALES

Dans la Série des Mammifères domestiques

COMPARAISON AVEC L'HOMME

PAR MM.

LESBRE   et   FORGEOT

Professeur   Chef de Travaux
à l'École Vétérinaire

LYON

A. REY & Cie, IMPRIMEURS-ÉDITEURS

4, RUE GENTIL, 4

1904

SOCIÉTÉ D'ANTHROPOLOGIE DE LYON

Séance du 16 Janvier 1904

ÉTUDE

DES

CIRCONVOLUTIONS CÉRÉBRALES

Dans la Série des Mammifères domestiques.
Comparaison avec l'Homme.

Ce travail comprendra : 1° des considérations générales sur le plissement cérébral ; 2° quelques notions historiques touchant l'étude des circonvolutions cérébrales ; 3° un exposé de principes relatifs à la nomenclature cérébrale ; 4° une étude générale du grand lobe limbique de Broca ; 5° l'étude particulière et comparative de la surface du cerveau dans chacun de nos mammifères domestiques en suivant l'ordre de sa complication progressive ; 6° un tableau récapitulatif des diverses particularités en creux ou en relief de la surface cérébrale avec leurs principaux synonymes ; 7° enfin une comparaison du cerveau de l'homme avec ceux des animaux.

A. — Considérations générales sur le plissement cérébral.

D'après l'état de la surface de leur cerveau, R. Owen a divisé les animaux en deux groupes : les *lissencéphales* (à cerveau lisse) et les *gyrencéphales* (à cerveau pourvu de circonvolutions).

Les mammifères lissencéphales sont en général les espèces de petite taille, telles que les édentés, les rongeurs, les chéiroptères et les insectivores. Parmi nos mammifères domestiques, il n'y a guère que le lapin et le cobaye qui aient le cerveau lisse.

QU'EST-CE QU'UNE CIRCONVOLUTION ? — Dans l'origine, on donna ce nom à toute partie plissée et contournée des hémisphères, rappelant les circonvolutions de l'intestin grêle ; mais, plus tard, on s'aperçut que les circonvolutions ne sont pas nécessairement flexueuses, qu'elles se redressent plus ou moins suivant les espèces, et que dès lors le contournement ne saurait être une de leurs caractéristiques. Il fallut donc détourner le mot de son sens étymologique et l'appliquer à un pli quelconque de la surface du cerveau : d'où ce paradoxe de langage : une circonvolution droite (gyrus rectus).

Les circonvolutions n'apparaissent sur le cerveau qu'à partir d'une certaine époque de la vie embryonnaire, lorsque la superficie du cerveau commence à l'emporter sur la surface intérieure de la boîte cranienne ; elles témoignent d'une sorte de plissement qui ne se fait pas d'une manière quelconque, mais suivant un mode déterminé dans chaque genre d'animaux. On a beaucoup discuté sur la manière dont il s'effectue

a) On crut d'abord que c'étaient les artères qui, en se ramifiant à la surface du cerveau, s'y imprimaient et produisaient les circonvolutions ; mais on objecta que les cerveaux lisses ont bien, eux aussi, des artères superficielles et que, d'autre part, il n'y a aucune proportionnalité entre la profondeur des diverses anfractuosités cérébrales et le volume des artères qu'elles logent ; de profondes scissures peuvent ne contenir que de petites artères insignifiantes ou même pas d'artère du tout ; tandis que, en mains endroits, on voit des artères importantes croiser les circonvolutions sans les entamer. Ici, comme ailleurs, les vaisseaux ne déterminent pas la forme, ils s'y adaptent et la subissent.

b) On a invoqué ensuite l'hypothèse d'un accroissement discordant du crâne et du cerveau, en vertu duquel celui-ci grandissant plus que celui-là devait nécessairement se plisser dans les directions déterminées par les lignes de sa plus grande croissance. Cela équivaut à admettre une sorte de compression du contenant s'exerçant dans certains sens et obligeant le contenu à se plisser dans des sens perpendiculairement opposés. Cette hypothèse ne paraît pas mieux fondée que la précédente : le crâne et le cerveau, à l'état physiologique, se développent d'une manière harmonique sans que jamais l'un exerce pression sur l'autre. D'ailleurs, lorsque le cerveau se développe hors de sa cavité naturelle de réception (exencéphalie), il n'en est pas moins pourvu de ses circonvolutions ordinaires.

c) Ce n'est pas au dehors qu'il faut rechercher la cause du plissement cérébral ; c'est au dedans, dans les connexions qui s'établissent dans les parties centrales et les divers points de l'écorce, connexions variables suivant les espèces mais fixes dans la même espèce. En d'autres termes, il s'agit là d'un phénomène d'acroissement inégal ; les anfractuosités correspondent aux points de moindre croissance ; les circonvolutions, aux points de croissance maximum. Il n'y a donc pas enfoncement des premières, mais au contraire soulèvement des secondes.

Toutes choses étant égales, d'ailleurs, le plissement du cerveau est un indice de perfectionnement, puisqu'il augmente l'étendue de son écorce grise. Dans son mémoire sur l'étendue de la surface du cerveau dans ses rapports avec l'intelligence [1], Baillarger pose en principe que le rapport entre la surface du cerveau et son volume est un facteur important de sa puissance psychique : plus la surface est grande relativement au volume, plus les facultés intellectuelles ont de chances d'être élevées. Si le cerveau grandissait sans se plisser, il ne pourrait que déchoir, attendu que sa surface ne se serait accrue que comme le carré du diamètre, tandis que son volume aurait augmenté comme le cube de ce même diamètre. C'est pourquoi, dans un même groupe zoologique, à facultés

(1) *Académie de Médecine*, 1845.

égales, les grands animaux ont et devaient avoir le cerveau le plus circonvolutionné, tandis que les petits ont des circonvolutions moins nombreuses et plus simples. Il existe, parmi les ruminants, un chevrotain de toute petite taille qui a le cerveau presque lisse, sans être pour cela inférieur en intelligence aux autres animaux du même ordre. Par contre, les éléphants, les baleines, animaux de grande taille, se font remarquer par leur cerveau plus riche même en circonvolutions que celui de l'homme. Au surplus, malgré le plissement, un gros cerveau circonvolutionné a moins de surface relativement à son volume qu'un petit cerveau lisse ; par exemple, le poids du cerveau étant rapporté à 100, on a calculé que la surface cérébrale du lapin est 2 1/2 fois plus grande que celle de l'homme. Mais si l'on compare cette surface au poids du corps, le résultat est bien différent : on trouve 30 centimètres carrés d'écorce cérébrale par kilogramme du poids du corps chez l'homme ; 6 centimètres carrés seulement chez le lapin.

Il ne faudrait pas croire cependant qu'il y ait dans ce dernier rapport l'expression certaine de la valeur psychique relative des divers cerveaux dans une espèce ou dans une série d'espèces. Le problème est plus complexe, et, dans l'état actuel de la science, il est impossible d'en intégrer tous les éléments. Connaîtrait-on exactement le rapport de la surface cérébrale, supposée déplissée, avec le poids du corps, ce ne serait évidemment qu'un des éléments du problème ; il faudrait, en outre, tenir compte de l'épaisseur de l'écorce grise, du rapport de quantité entre cette écorce et les corps opto-striés, entre la substance blanche et la substance grise, et même du nombre des neurones, de leurs connexions réciproques, etc. : toutes choses qui ne sont pas près d'être élucidées.

Quoi qu'il en soit, voici quelques chiffres exprimant la surface cérébrale totale, c'est-à-dire libre ou cachée : lapin, 24 centimètre carrés ; chat, 52 ; chien, 104 ; mouton, 160 ; porc, 220 ; homme normal, 1.700 à 2.500 ; homme microcéphale idiot, 896 ; orang-outang, 534.

Une différence, intéressante à noter, entre l'homme et les animaux consiste en ce que, chez ceux-ci les circonvolutions se développent rapidement au cours de la vie intra-utérine, de telle sorte que le dessin en est achevé à la naissance jusque dans les moindre détails ; tandis que, chez l'homme, elles évoluent beaucoup plus lentement, si bien que, à la naissance, certaines, comme la circonvolution du langage (3e frontale gauche), sont encore inachevées, d'autres n'ont pas encore toutes leurs flexuosités, tous leurs plis secondaires. « Le cerveau de l'enfant nouveau-né, dit M. Charpy[1], n'est qu'une ébauche terminée comparable au cerveau définitif de l'orang, le plus parfait des singes anthropoïdes. »

On conçoit que cette lenteur, cette tardivité de développement rende le cerveau humain particulièrement sensible aux influences éducatrices ; car un organe en formation doit avoir une plasticité que ne possède pas un organe achevé.

B. — Historique.

On a longtemps renoncé à démêler et à décrire le plissement cérébral. On croyait d'ailleurs, faute d'une étude suffisante, qu'il était essentiellement variable dans la même espèce et même dans les deux hémisphères d'un même individu, comme les circonvolutions de l'intestin grêle, auxquelles on l'avait comparé. Tout au plus avait-on remarqué que les circonvolutions cérébrales sont plus ou moins nombreuses et compliquées suivant les espèces et qu'elles témoignent généralement de leur perfectionnement intellectuel relatif ; encore Galien faisait-il des réserves sur ce point en alléguant « que les ânes, animaux abrutis et stupides, devraient avoir un cerveau tout à fait simple, sans aucun sillon ou sinuosité, tandis qu'ils ont beaucoup de circonvolutions ».

Il n'est pas jusqu'aux grands anatomistes de la fin du XVIIIe siècle et du commencement du XIXe qui aient renoncé à entrer

(1) *Traité d'anatomie humaine*, publié sous la direction de Paul Poirier.

dans ce dédale. Vicq d'Azyr, Sœmmering, Cuvier, Meckel, Serres, Tieldmann ne parlent des circonvolutions cérébrales que pour signaler leur défaut d'ordre et de régularité. Les figures qu'ils en donnent sont le plus souvent fantaisistes.

Ce sont les débats soulevés par la fameuse doctrine phrénologique de Gall et Spurzheim qui ont fixé l'attention des anatomistes sur la topographie cérébrale. Fr. Leuret, médecin de l'hôpital de Bicêtre, publia en 1839, sur cette question, un ouvrage fondamental qui fut terminé par P. Gratiolet, professeur suppléant au Muséum d'histoire naturelle de Paris (1), ouvrage dans lequel les circonvolutions sont étudiées d'abord chez les animaux, comme les Carnivores, où elles sont peu nombreuses et peu contournées, faciles à suivre ; en dernier lieu, chez l'homme, où elles paraissent à première vue défier la description. De la sorte on assiste pour ainsi dire à leur complication progressive et l'on peut se rendre compte que le nombre et la disposition des circonvolutions sont invariables dans chaque espèce ou du moins ne varient que dans leurs détails secondaires. L'homme lui-même ne fait pas exception à cette règle : l'étude du cerveau des singes, depuis les plus inférieurs jusqu'aux anthropoïdes, a fourni des renseignements éminemment suggestifs à l'égard du cerveau humain, attendu qu'il faut suivre dans cette comparaison les affinités taxinomiques.

Depuis Leuret et Gratiolet, un grand nombre de travaux ont été publiés sur le même sujet, au premier rang desquels nous plaçons ceux de Broca [2], puis ceux de Ecker (1869), Pansch (1879), Turner, Schwalbe (1881), Giacomini (1882 et 1884) [3], Eberstaller (1887), Turner (1891), Parker (1896), et, en ce qui concerne spécialement les animaux domestiques,

(1) Leuret et Gratiolet, *Anatomie comparée du système nerveux considéré dans ses rapports avec l'intelligence.*

(2) Broca, Sur l'anatomie comparée des circonvolutions cérébrales. *(Revue d'anthropologie, Paris, 1878.)*

(3) Giacomini, *Guido allo studio della circonvoluzioni cerebrali*, 1884, *varieta della circonvoluzioni cerebrali*, 1884.

ceux d'Arloing (1878) [1], Ellenberger (1889) [2], Martin (1894) [3], Dexler, Schellenberg (1900) [4], etc.

On peut dire aujourd'hui que, chez l'homme et la plupart des mammifères, la topographie cérébrale est connue au moins dans ses grandes lignes ; mais des divergences subsistent au double point de vue des homologies et de la nomenclature, et, s'il est vrai que la science n'est qu'une langue bien faite, on peut dire, en présence de l'imbroglio des termes employés par les divers auteurs, que celle des circonvolutions cérébrales laisse encore beaucoup à désirer. Nous serions heureux si ce travail, fruit d'observations nombreuses et de longues méditations, pouvait projeter quelque lumière sur l'une des questions les plus abstruses de l'anatomie.

C. — Règles de la Nomenclature cérébrale, d'après Broca.

Nous avons défini plus haut ce qu'il faut entendre par circonvolution.

Le mot *lobe*, appliqué au cerveau, ne désigne pas toujours une partie arrondie et saillante ; ce n'est souvent qu'un district de la surface, une sorte de département comprenant une ou plusieurs circonvolutions. Le *lobule* est un petit lobe.

Le *pli* est une portion de cicronvolution. Il y a des *plis de communication* et des *plis de complication*. Les premiers se distinguent en *plis d'anastomose* et *plis de passage* suivant

(1) Arloing, Voy. 3ᵉ et 4ᵉ éditions du *Traité d'anatomie comparée des animaux domestiques.*

(2) Ellenberger, Furchen und Windungen des gehirnes beim hundes. (*Arc. für Wissenschaftliche und praktische tierheilkunde*, 1889.)

(3) P. Martin, *Handbuck der anatomie der hausthiere*, par Ludw. Franck et Paul Martin (Stuttgart, 1894).

(4) K. Schellenberg. Untersunchungen über das Grosshirnmark der Ungulaten. (*Ienaïschen Zeitschrift für naturwissenschaft*, Vierunddreissigster Band. 1900.)

qu'ils unissent des circonvolutions appartenant à un même lobe ou à des lobes différents[1]. Les seconds sont des *plis d'inflexion* donnant lieu à des sinuosités ou à des méandres, ou bien des *plis de subdivision*, lorsque par exemple une circonvolution, d'abord simple, se dédouble.

Lobes et lobules sont séparés par des anfractuosités primaires que l'on appelle en général *scissures*, tandis qu'on donne le nom de *sillons* aux anfractuosités, ordinairement moins profondes, qui séparent les circonvolutions d'un même lobe ou lobule, et celui *d'incisures* aux anfractuosités qui subdivisent ou compliquent une circonvolution. Une incisure isolée, réduite à une dépression plus large que profonde, est une *fossette*. Une impression très superficielle, produite par un gros vaisseau de la pie-mère, est une *nervure*.

Lorsque, dans un même lobe, il existe plusieurs circonvolutions, la plus rapprochée du bord sagital de l'hémisphère, en distance comptée sur la face externe, doit être numérotée 1, et les autres 2, 3, 4... à mesure qu'elles s'éloignent de ce bord. Les sillons intercirconvolutionnaires d'un même lobe seront comptés dans le même ordre, ce qui équivaut à dire que le sillon 1 sera compris entre la 1re et la 2e circonvolution, le sillon 2 entre la 2e et la 3e et ainsi de suite.

Chaque circonvolution est formée d'une irradiation de la substance blanche du *centre ovale* et d'une écorce grise.

L'ensemble des circonvolutions a reçu de Burdach le nom de *manteau* de l'hémisphère, en latin *pallium*. Le manteau enveloppe tout l'hémisphère à l'exception de l'espace qui reçoit l'extrémité du pédoncule cérébral et que l'on appelle l'*entrée* ou le *seuil* de l'hémisphère, ou encore son *hile* (fig. 1, *Cs*) Le bord de cette entrée plus ou moins régulièrement circulaire a reçu de Broca le nom de *limbe* de l'hémisphère. Il est entouré d'une circonvolution des plus remarquables que cet auteur a décrite sous le nom de *grand lobe limbique*, circonvolution

(1) Cette distinction proposée par Broca n'a pas prévalu ; on emploie souvent l'une pour l'autre les deux appellations en question.

embrassant le corps calleux et le trigone avec l'extrémité du
pédoncule cérébral.

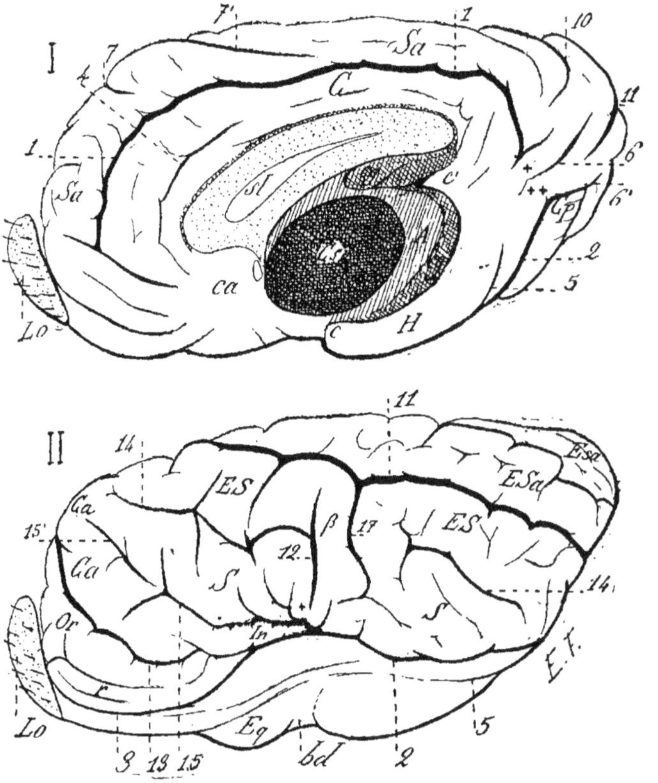

FIG. 1. — Face interne et face externe d'un hémisphère
cérébral de cheval, pour montrer le grand lobe limbique
et la circonvolution godronnée.

C. Circonvolution du corps calleux ; H, Circonvolution de l'hippocampe ; c, son crochet inférieur ; c', son crochet supérieur ; Lo, lobule
olfactif ; Eq, espace quadrilatère ; bd, bandelettre diagonale ; ca, carrefour
olfactif ; 1, scissure calloso-marginale ; 2, scissure hippocampo-marginale ;
3, scissure rhino-marginale ; 4, incisure entolimbique supérieure ; 5, incisure entolimbique inférieure ; A, corps bordant ; cg, corps godronné se
réfléchissant derrière le corps calleux pour se continuer avec le nerf de
Lancisi ; Cs, corps strié occupant le seuil de l'hémisphère ; +, ++, plis de
passage rétrolimbiques.

(Pour les autres détails, voir fig. 14.)

Le *corps strié* bouche le hile de l'hémisphère et fait saillie soit au dehors entre les racines du lobule olfactif (noyau lenticulaire), soit au dedans, sur le plancher du ventricule latéral (noyau caudé).

Enfin, on appelle *corps* de l'hémisphère toute la partie enveloppée par le manteau, c'est-à-dire le noyau médullaire central.

D. — Grand lobe limbique.

Revenons maintenant au grand lobe limbique, dont la distinction fut un trait de génie de la part de Broca. C'est une espèce de circonvolution au sens litéral du mot, qui se développe, comme le montre la figure 1, à l'entour du corps calleux et du seuil de l'hémisphère et qui porte en appendice le lobule olfactif. Broca le compare à une raquette dont ce lobule figurerait le manche. Il est limité périphériquement par la *scissure limbique* qui le sépare nettement de la masse des autres circonvolutions, sauf en certains points où il existe des plis de passage.

Le grand lobe limbique peut se diviser en trois parties : 1° le lobule olfactif ; 2° l'arc supérieur ou circonvolution du corps calleux ; 3° l'arc inférieur ou circonvolution de l'hippocampe (fig. 1).

a) Le lobule olfactif prend naissance, comme on le sait, sur le plan inférieur de l'extrémité antérieure de l'hémisphère par deux racines circonscrivant entre elles l'*espace quadrilatère* ou *triangle olfactif* correspondant au noyau lenticulaire du corps strié. La *racine externe*, grise en dehors, blanche en dedans, est limitée en dehors par une partie de la scissure limbique que nous appellerons *scissure rhino-marginale* (fig. 1, 3) : elle traverse la vallée de Sylvius pour se continuer avec la circonvolution de l'hippocampe. La *racine interne,* plus courte et plus étroite que la précédente, et formée exclusivement de substance blanche, vient se perdre par épanouissement à la face interne de l'hémisphère, sous le genou du corps cal-

leux, dans une région où abondent également la bandelette
diagonale, la circonvolution calleuse et le tractus de Lancisi,
région que Broca a appelée le *carrefour de l'hémisphère* ou
carrefour olfactif (fig. 1, *Ca*).

La *bandelette diagonale* est une mince couche blanche superficielle qui va d'une racine à l'autre du lobule olfactif ; elle
prend naissance à l'extrémité antérieure du lobule piriforme,
traverse l'espace quadrilatère au-devant de la bandelette et
du chiasma optiques et va se perdre dans la région du carrefour. Elle est plus distincte par sa couleur que par son
relief (fig. 1, *bd*).

Le lobe olfactif lui-même est constitué : 1° par un *pédoncule* de substance blanche s'imprimant sur la face inférieure
de l'hémisphère, dans un sillon dit olfactif ; 2° par un renflement terminal ou *bulbe olfactif*, logé dans la fosse ethmoïdale
du crâne, renflement présentant au contact du crible de
l'ethmoïde un amas de substance grise d'où partent la mul-
titude des *nerfs olfactifs*.

b) L'*arc supérieur* du grand lobe limbique (fig. 1, *C*) embrasse le corps calleux, dont il n'est séparé que par une étroite
rainure dite *rainure* ou *sinus du corps calleux* ; il constitue la
circonvolution calleuse ou calloso-marginale, limitée supérieurement par une partie de la scissure limbique appelée *scissure
calloso-marginale*. Il arrive assez souvent que cette dernière
s'interrompt en un ou plusieurs points au niveau desquels la
circonvolution en question est confondue avec la face interne
de l'hémisphère. La circonvolution calleuse se réfléchit, avec le
corps calleux, à ses deux extrémités, dont la postérieure se
continue avec la circonvolution de l'hippocampe, tandis que
l'antérieure vient se perdre au carrefour olfactif.

c) L'*arc inférieur* du grand lobe limbique (fig. 1, II) ou *circonvolution de l'hippocampe* est souvent désigné sous les
noms de *lobule de l'hippocampe, lobule piriforme*, en raison de
la saillie qu'il forme sur le plan inférieur de l'hémisphère ; il
longe en arrière l'hippocampe ou corne d'Ammon, dont il est
séparé par une rainure dite rainure de l'hippocampe, et il est

limité en dehors par une partie de la scissure limbique que nous appellerons *scissure hippocampo-marginale* (fig. 1, 2), laquelle est presque toujours interrompue par un pli de passage que Broca a désigné sous le nom de *pli rétro-limbique* (fig. 1, +, ++). Le pli rétro-limbique est limité inférieurement par une scissure de même nom, figurant une branche de la grande scissure limbique. Il est assez souvent double, comme on le voit figure 1.

A ses deux extrémités, la circonvolution de l'hippocampe s'unit à la corne d'Ammon par une sorte de crochet (*uncus*) ; le crochet supérieur (*c*) s'avance sous le bourrelet du corps calleux ; l'inférieur (*c*) correspond au gros pôle du lobule piriforme et se trouve séparé de l'espace quadrilatère par la *vallée de Sylvius*, qui s'étend transversalement du chiasma optique à la scissure limbique, au delà de laquelle elle est prolongée par la scissure de Sylvius.

Telles sont les trois parties du grand lobe limbique. Broca a fait remarquer que le développement de ce lobe est étroitement subordonné à celui de son appendice olfactif. Il a divisé sous ce rapport les mammifères en *osmatiques* et *anosmatiques*. Les osmatiques (de ὀσμή, *odorat*), c'est-à-dire le plus grand nombre et en particulier tous nos animaux domestiques, sont doués d'un odorat puissant et pourvus d'un lobule olfactif considérable. Les anosmatiques ont au contraire l'appareil olfactif nul ou très réduit ; entièrement nul chez les cétacés de la famille des dauphins qui n'ont ni lobules, ni nerfs olfactifs, ni crible à l'ethmoïde (anosmatiques proprement dits); rudimentaire chez les Carnivores pinnipèdes et les Primates (*microsmatiques*). Or, le grand lobe limbique n'atteint tout son développement que dans les animaux osmatiques ; il s'atrophie et se dégrade plus ou moins, surtout par son arc inférieur, chez les microsmatiques et les anosmatiques.

« Cette portion de l'hémisphère, dit Broca, diffère du reste du manteau par une évolution toute spéciale. C'est elle qui, dans les cerveaux les plus inférieurs (lissencéphales), se distingue la première ; ses contours se dessinent déjà alors qu'aucune autre division n'apparaît encore à la surface du manteau. Puis, lorsque le cerveau se perfectionne et se complique chez les gyrencéphales, elle reste étrangère au plissement qui produit les circonvolutions et demeure stationnaire pendant que tout progresse autour d'elle. Enfin, elle rétrograde et s'atrophie en grande partie lorsque le sens de l'olfaction diminue ou s'efface, soit par suite d'une influence de milieu, comme chez les Cétacés et les Carnivores amphibies, soit par suite de la prééminence prise par les facultés intellectuelles, comme chez les Primates. Le sens olfactif est un sens éminemment brutal ; on s'explique très bien que, chez ces derniers, il ait cédé le pas et la place à l'intelligence, le lobe frontal s'est développé en compensation du lobe limbique.

CIRCONVOLUTION GODRONNÉE. — Depuis Broca, on a reconnu et décrit, sous le nom de *circonvolution godronnée ou sous-limbique*, une circonvolution disposée concentriquement au grand lobe limbique et qui serait formée d'une part par le corps godronné de la corne d'Ammon (fig. 1, *cg*), d'autre part par le tractus longitudinal du corps calleux ou nerf de Lancisi. En effet, la corne d'Ammon n'étant qu'une circonvolution retournée appartient bien au manteau de l'hémisphère ; c'est elle qui en circonscrit le seuil en arrière, concentriquement à l'arc inférieur du grand lobe limbique ; d'autre part, si on la considère par sa face tournée vers l'extérieur, l'isthme encéphalique ayant été réséquée, on voit qu'elle est constituée par deux bandes parallèles : l'une antérieure, blanche, dite *corps bordant*, qui dépend du trigone (fig. 1, A), l'autre postérieure, grise et plus ou moins plissée, que l'on appelle *corps godronné*. Cette dernière s'enclave à sa partie supérieure, entre le trigone et le crochet supérieur de la circonvolution de l'hippocampe et se recourbe derrière le corps calleux pour se continuer avec un petit tractus longitudinal qui longe la face supérieure de ce dernier et vient se perdre dans la région du carrefour. L'ensemble formé par ce tractus, dit nerf de Lancisi, et par le corps godronné de la corne d'Ammon constitue la *circonvolution godronnée* ou *sous-limbique*, sur laquelle il serait excessif d'insister davantage ici.

E. — Étude particulière de la surface du cerveau des Mammifères domestiques.

Nous envisagerons successivement le lapin, le chat, le chien, le porc, le mouton, la chèvre, le bœuf, les chameaux, les lamas et les solipèdes.

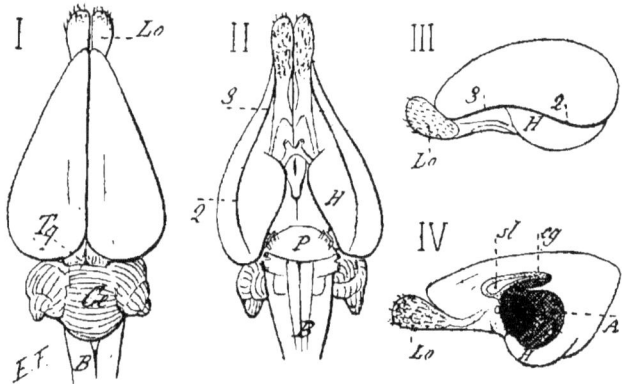

FIG. 2. — Encéphale du lapin.

I. *Face supérieure.* — *Lo*, lobules olfactifs ; *Tq*, tubercules quadri-jumeaux ; *Ce*, cervelet ; *B*, bulbe. Les hémisphères cérébraux montrent un léger sillon parallèle à la fente qui les sépare.

II. *Face inférieure.* — *H*, circonvolution de l'hippocampe ou lobule piriforme ; *P*, protubérance ; *2*, scissure hippocampo-marginale ; *3*, scissure rhino-marginale.

III. *Face externe de l'hémisphère gauche.* (Voy. ci-dessus).

IV. *Face interne de l'hémisphère droit.* — *A*, corne d'Ammon, se décomposant en corps bordant et corps godronné, *cg* ; *sl*, septum lucidum entouré par le corps calleux et le trigone.

§ 1. — Lapin (fig. 2).

Le cerveau du lapin, comme celui de la plupart des rongeurs, est lisse ; il est pointu et comprimé latéralement en avant, large et aplati de dessus en dessous en arrière. Il mesure en moyenne : 26 millimètres de largeur maximum, 30 millimètres de longueur, lobules olfactifs non compris, 19 millimètres de hauteur maximum, et laisse à découvert non seulement le cervelet mais encore un petit espace au fond duquel on aperçoit les tubercules quadrijumeaux.

Si l'on considère chaque hémisphère en particulier, on constate que l'arc supérieur du grand lobe limbique est peu ou point distinct du reste du manteau ; la scissure limbique ne se montre nettement que sur le plan inférieur, où on la voit longer latéralement la racine externe du lobule olfactif, ainsi que le lobule piriforme. Celui-ci est très développé, très saillant par rapport au pédoncule cérébral. Le lobule olfactif est aussi très développé, très proéminent. La corne d'Ammon, telle qu'on la voit de l'extérieur après avoir enlevé l'isthme encéphalique, est très large et son corps godronné déprimé en gouttière.

Le reste du manteau cérébral est à peu près lisse. On remarque toutefois la trace d'un sillon parallèle à la fente interhémisphérique, limitant une ébauche de circonvolution sagittale.

Remarquons enfin que le corps calleux est plus voisin de l'extrémité antérieure des hémisphères que de leur extrémité postérieure. Sa longueur n'équivaut guère qu'au tiers de celle de ces derniers (lobules olfactifs non compris).

§ 2. — CHAT (fig. 3).

Le cerveau du chat est remarquablement large et comme tronqué antérieurement. Sa dimension transversale maximum, au niveau des régions temporales, est au moins égale à sa longueur, et il s'inscrit assez exactement dans un carré Voici d'ailleurs quelques dimensions moyennes : longueur 35 millimètres, lobules olfactifs non compris ; largeur 37 millimètres ; hauteur 26 millimètres.

Nous connaîtrons tous les détails de la forme de ce cerveau quand nous aurons envisagé : l'entrée des hémisphères, le grand lobe limbique et la masse des autres circonvolutions.

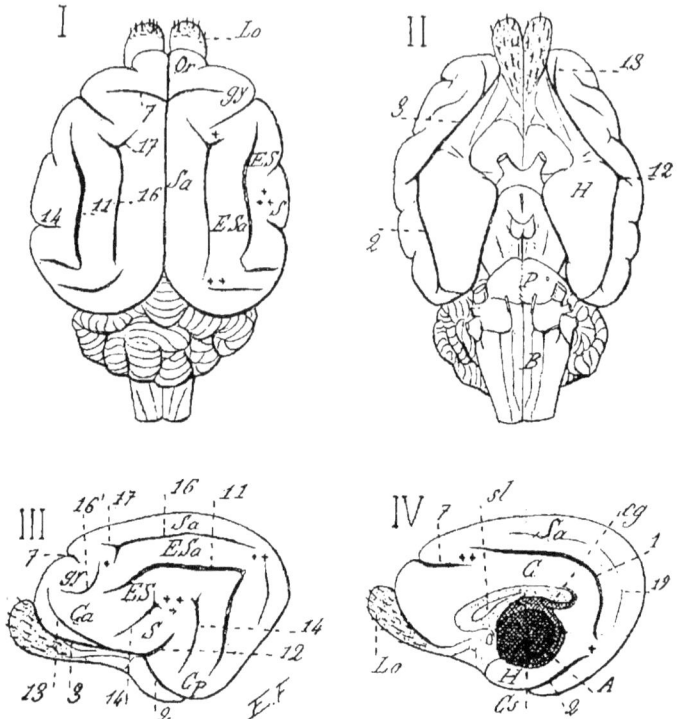

FIG. 3. — Encéphale du chat.

I. *Face supérieure.* — Lo, lobule olfactif: S, circonvolution sylvienne ; ES, circonvolution ectosylvienne ; Sa, circonvolution sagittale ; ESa, circonvolution ectosagittale ; Or, lobule orbitaire ; gy, gyrus sigmoïde ; 7, sillon crucial ; 11, scissure pariétale ; 14, sillon ectosylvien ; 16 sillon ectosagittal ; 17, branche supérieure du sillon ectosagittal ; + pli de passage sagitto-ectosagittal antérieur ; ++ pli de passage sagitto-ectosagittal postérieur ; ++, pli félin.

II. *Face inférieure.* — H, circonvolution de l'hippocampe ; P, protubérance ; B bulbe ; 2, scissure hippocampo-marginale ; 3, scissure rhino-marginale ; 12, scissure de Sylvius ; 13, scissure pré-sylvienne.

III. *Face externe de l'hémisphère gauche.* — Ca, circonvolution commune antérieure ; Cp, circonvolution commune postérieure ; 16' sillon coronaire. (Pour les autres indications, voir vi-dessus.)

IV. *Face interne de l'hémisphère droit.* —Cs, coupe du corps strié ; A, corne d'Ammon ; cq, corps bordant ; C, circonvolution du corps calleux ; sl, septum lucidum limité en haut par le corps calleux, en bas par le trigone ; 1, scissure calloso-marginale ; 19, incisure infra-sagittale ; +, pli de passage rétro-limbique ; ++, pli de passage pré-limbique.

A. SEUIL. — A l'entour immédiat du seuil de chaque hémisphère, on remarque : 1° un corps calleux beaucoup plus
développé que celui du lapin, moitié aussi long que l'hémisphère, et à égale distance des deux extrémités de celui-ci :
2° une corne d'Ammon, dont le corps godronné est en partie
caché par la circonvolution de l'hippocampe.

B. GRAND LOBE LIMBIQUE. — Le grand lobe limbique est
moins incomplet que dans le lapin, car la scissure limbique
contourne d'arrière en avant la face interne de l'hémisphère
jusqu'au voisinage du sillon crucial (fig. 3, IV). Néanmoins
l'arc supérieur de ce lobe se confond encore largement avec
la partie antérieure de la face interne de l'hémisphère. Le pli
de passage que l'on observe en arrière et au-dessus du sillon
crucial est connu sous le nom de *pli de passage pré-limbique*
(Broca) (fig. 3, IV + +). Quant à l'arc inférieur ou circonvolution de l'hippocampe, il constitue, sur le plan inférieur de
l'hémisphère, un volumineux lobule piriforme, et lance en
arrière un pli de passage *rétro-limbique* qui interrompt la
scissure limbique (IV +). Cet arc ne présente d'autre part
rien de particulier, non plus que le lobule olfactif.

C. MASSE CIRCONVOLUTIONNAIRE. — Les circonvolutions autres
que celles du grand lobe limbique sont essentiellement au
nombre de quatre, à cheval concentriquement sur la *scissure
de Sylvius* qui se trouve branchée sur la scissure limbique
en regard de la vallée de Sylvius, comme le montre la
fig. 3, III.

I. *Circonvolution sagittale* (fig. 3, Sa). — La circonvolution la plus excentrique, dite *circonvolution sagittale* ou
marginale, peut se diviser en quatre parties : 1° une partie antérieure, réfléchie sous l'hémisphère et superposée au lobule
olfactif, partie proéminant à l'extrémité du cerveau et spécialement désignée sous le nom de *lobule orbitaire* ; 2° une partie
contournée en U à l'entour du sillon crucial et appelée *gyrus*

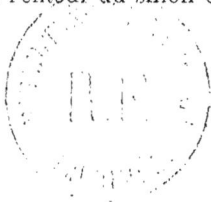

2

sigmoïde : 3° une partie longeant en ligne droite le bord supérieur de l'hémisphère (circonvolution sagittale proprement dite) ; 4° enfin une partie qui se réfléchit en dehors et en bas pour suivre son bord postérieur (circonvolution cérébelleuse).

a) Le *lobule orbitaire* (lobe frontal de Broca) figure une espèce de coin à l'extrémité antérieure de l'hémisphère. Il est limité en dehors par la scissure *pré-sylvienne*, obliquement branchée sur la scissure rhino-marginale, ainsi que le montre la figure 3, 111, et il offre à étudier : une face externe, une face interne, une base et un sommet. La face externe, convexe, s'atténue postérieurement en une pointe qui disparaît au fond de la scissure limbique. La face interne, plane, s'étend jusqu'au sillon crucia, d'une part, jusqu'au corps calleux, d'autre part, par suite de l'interruption de la scissure limbique à cet endroit ; on y voit se perdre la racine interne du lobule olfactif ainsi que la bandelette diagonale, dans la région du carrefour. La base se superpose au pédoncule olfactif et en présente une légère empreinte (*sillon olfactif*). Le sommet se continue avec le gyrus sigmoïde.

b) Celui-ci embrasse un sillon qui a reçu de Leuret le nom de *sillon crucial*, parce que, envisagé sur le plan supérieur des deux hémisphères cérébraux, il fait la croix avec la fente interhémisphérique (fig. 3, 7). Il présente : une branche antérieure ou pré-cruciale, une branche postérieure ou post-cruciale, assez souvent dédoublée par une petite incisure, et enfin une commissure réunissant les deux branches

Le sillon crucial se continue à la face interne de l'hémisphère en se dirigeant obliquement en arrière, de manière à limiter avec la scissure calloso-marginale le *pli de passage prélimbique* dont il a été parlé plus haut.

c) La *circonvolution sagittale proprement dite* suit exactement le bord supérieur de l'hémisphère et offre à étudier : une face interne appliquée contre la faux du cerveau et divisée en deux plis secondaires par une très légère incisure de dédoublement que nous appellerons *incisure infra-sagittale* ; une face supérieure, plus étroite que la précédente et toujours simple.

d) La *circonvolution cérébelleuse* se réfléchit en dehors et en bas contre la tente du cervelet et ne tarde pas à se confondre avec ce que nous appellerons tout à l'heure la circonvolution commune postérieure. Sa face interne ou tentoriale, beaucoup plus large que l'externe et divisée en deux plis par la partie postérieure de l'incisure infra-sagittale, reçoit le pli de passage rétro-limbique.

II. *Circonvolution sylvienne* (fig. 3, *S*). — La circonvolution sylvienne entoure immédiatement la scissure de sylvius à la manière d'un U renversé et présente, comme le gyrus sigmoïde, une branche antérieure ou pré-sylvienne, une branche postérieure ou post-sylvienne, et une commissure. Les deux branches se continuent contre la scissure limbique par les circonvolutions communes, antérieure ou postérieure. La commissure est en communication par un gros pli de passage avec la circonvolution immédiatement supérieure. Ce pli, constant dans tous les animaux du genre chat, (lion, tigre, panthère, jaguar, etc.), ainsi que dans les hyènes, est connu sous le nom de *pli félin* ; Leuret en faisait un caractère différentiel de tous ces animaux comparés à ceux du genre chien ; mais nous verrons bientôt que c'est une caractérisique incertaine, car on le trouve assez souvent sur des cerveaux de chiens, moins développé, il est vrai, que chez les chats et ordinairement sur un seul hémisphère.

Les deux circonvolutions qu'il nous reste à décrire, comprises entre la sylvienne et la sagittale, sont séparées l'une de l'autre par une scissure de premier ordre dont l'importance n'a pas échappé à Leuret : c'est la *grande scissure latérale* ou *scissure pariétale*. L'auteur que nous venons de nommer fait preuve d'une connaissance profonde en anatomie comparée quand il associe les quatre grandes circonvolutions des chiens et des chats en deux groupes, l'un sylvien, l'autre sagittal. Ces deux groupes sont en effet toujours distincts, tandis que l'on voit assez souvent les deux circonvolutions de l'un ou de l'autre se confondre plus ou moins.

Par exemple, dans la famille des ours et des martes, il n'y a plus que trois circonvolutions superposées concentriquement à la scissure de Sylvius, par suite de la fusion des deux circonvolutions supérieures. Par contre, rien n'est plus commun chez les Pachydermes et les Ruminants que de voir les circonvolutions du groupe sylvien se réunir l'une à l'autre en divers endroits.

C'est pourquoi les dénominations de *circonvolution ecto-sagittale* et *circonvolution ectosylvienne* nous paraissent éminemment judicieuses pour désigner les circonvolutions confinant soit à la sagittale, soit à la sylvienne. Les mêmes qualificatifs s'appliquent très rationnellement aux sillons qui séparent les deux circonvolutions de chaque groupe : le le sillon ecto-sagittal étant situé entre la sagittale et l'ecto-sagittale, le sillon ecto-sylvien entre la sylvienne et l'ecto-sylvienne. Mais il nous paraît de toute nécessité de marquer d'un nom différent la grande infractuosité séparant les deux groupes ; nous l'appellerons avec Broca *scissure pariétale* ou *grande scissure latérale*.

III. *Circonvolution ectosagittale* (fig. 3, *ESa*). — La circonvolution ectosagittale du chat contourne le gyrus sigmoïde, lance une anastomose à la branche postérieure de ce gyrus et se continue presque en ligne droite jusqu'à un deuxième pli qui la fait communiquer avec la circonvolution sagittale au point ou celle-ci se coude pour devenir cérébelleuse. Ce dernier pli de passage est petit mais constant ; il n'est pas toujours superficiel ; quelquefois il plonge pour atteindre la circonvolution sagittale par dessous, et c'est cela sans doute qui a fait dire à Leuret qu'il est susceptible de manquer. La circonvolution ectosagittale se coude ensuite brusquement en bas pour se jeter sur la circonvolution commune postérieure.

Le *sillon ecto-sagittal* se trouve coupé en trois segments par les deux plis de communication que nous venons de mentionner ; l'antérieur, circonscrivant le gyrus sygmoïde, a reçu le nom de *sillon coronaire* ; le moyen, *sillon ecto-sagittal proprement dit*, présente antérieurement une petite branche qui limite en arrière le gyrus sigmoïde et que nous nommerons branche supérieure ou post-sygmoïdienne du sillon ecto-sagittal ; le postérieur enfin pourrait être désigné avantageusement sous le nom de *sillon ecto-cérebelleux*.

IV. *Circonvolution ectosylvienne* (fig. 3, *ES*). — La circonvolution ectosylvienne embrasse la sylvienne tout en se réunissant à elle par le « pli félin » dont il a déjà été parlé. Elle montre une petite enclave occupant le fond de l'angle de couture de la circonvolution sus-jacente et se divise ainsi en deux branches, une antérieure ou horizontale, l'autre postérieure ou verticale. Sa forme anguleuse est, d'après Leuret, un caractère propre au cerveau des chats; mais il faut remarquer qu'il n'y a pas là d'interruption de la scissure pariétale : celle-ci est indiscontinue, tandis que l'angle de la circonvolution ectosagittale fait pli de passage à la circonvolution sagittale, comme il a été dit plus haut.

Telles sont les quatre grandes circonvolutions qui, avec le lobe limbique, occupent le manteau de l'hémisphère cérébral des chats. En se réunissant à leur extrémité, elles constituent deux autres circonvolutions, figurant en quelque sorte les pôles de l'hémisphère, que nous allons maintenant décrire sous le nom de *circonvolutions communes*.

V. *Circonvolution commune antérieure* (fig.3, *Ca*). — La circonvolution commune antérieure est superposée aux deux scissures pré-sylvienne et rhino-marginale : elle s'étend de la branche antérieure du gyrus sigmoïde à la branche antérieure de la circonvolution sylvienne.

VI. *Circonvolution commune postérieure* (fig. 3, *Cp*). — La circonvolution commune postérieure (pôle temporal de Broca) longe en dehors la scissure hippocampo-marginale, en allant de la branche postérieure de la circonvolution syl-

vienne à la partie cérébelleuse de la circonvolution sagittale.
Le pli de passage rétro-limbique marque assez bien, sur la
face interne de l'hémisphère, la limite avec cette dernière

Tableau synoptique des anfractuosités et des reliefs de la surface des hémisphères cérébraux du chat.

A. — RELIEFS.

Circonvolution sous-limbique ou godronnée
- corps godronné de la corne d'Ammon.
- tractus longitudinal du corps calleux.

Grand lobe limbique
- Lobule olfactif
  - bulbe.
  - pédoncule.
  - racines.
  - bandelette diagonale.
  - espace quadrilatère.
- arc supérieur ou circonvolution calloso-marginale.
- arc inférieur ou circonvolution hippocampo-marginale, lobule de l'hippocampe, lobule piriforme.

Circonvolution sagittale ou marginale
- lobule orbitaire.
- gyrus sigmoïde
  - branche antérieure.
  - branche postérieure.
  - commissure.
- circonvolution sagittale proprement dite.
- circonvolution cérébelleuse.

Circonvolution ectosagittale
- partie antérieure.
- partie postérieure.

Circonvolution ectosylvienne
- partie antérieure.
- partie postérieure.

Circonvolution sylvienne
- branche antérieure.
- branche postérieure.
- commissure.

Circonvolution commune antérieure.
Circonvolution commune postérieure.

Plis de passage
{
pré-limbique.
rétro-limbique.
félin.
sagitto-ectosagittal { antérieur.
postérieur
}

B. — ANFRACTUOSITÉS.

Rainure du corps calleux et rainure de l'hippocampe (entre le
grand lobe limbique et la circonvolution godronnée).

Scissure limbique {
scissure rhino-marginale.
calloso-marginale.
hippocampo-marginale
}

Vallée de Sylvius.

Scissure de Sylvius

Scissure présylvienne.

Scissure pariétale ou grande scissure latérale { portion antérieure.
portion postérieure

Sillon crucial { partie externe.
partie interne.

Sillon olfactif.

Sillon ectosagittal {
sillon coronaire.
sillon ectosagittal proprement dit (avec sa
branche postsigmoïdienne).
sillon ecto-cérébelleux.
}

Sillon ectosylvien { partie antérieure.
partie postérieure.

Incisure infra-sagittale.

NOTA. — La topographie du cerveau du chat ne se prête guère à une
division en lobes, qui, d'ailleurs, aurait l'inconvénient de préjuger la
question encore controversée des homologies avec le cerveau humain ;
aussi, lorsqu'il y a lieu de désigner vaguement les parties antérieure,
supérieure, postérieure, latérale, etc., on évoquera simplement les connexions avec les os du crâne, en disant : région frontale, pariétale, occipitale, temporale, etc.

§ 3. — CHIEN (fig. 4 et 5).

L'étude minutieuse que nous venons de faire du cerveau
du chat va nous faciliter singulièrement celle du cerveau du
chien, car ces deux organes présentent essentiellement la

même conformation. Il nous suffira donc d'en indiquer les différences.

Considéré dans son ensemble, le cerveau du chien est toujours plus long que large ; son lobule orbitaire, au lieu de s'effacer sous le gyrus sigmoïde comme dans le chat, proémine à la manière d'un coin [1]. Nous relevons comme dimensions moyennes.

Largeur maximum au niveau des régions
   temporales . . . . 54 millimètres.
Longueur, lobules olfactifs non compris . . 70
Hauteur maximum prise au niveau des lobules piriformes . . . . 40 —

Ce cerveau chevauche davantage sur le cervelet que celui du chat.

A. SEUIL. — Le corps calleux participe de l'allongement des hémisphères ; il est plus épais que dans l'autre espèce et légèrement surbaissé dans son milieu. La corne d'Ammon est plus large et la continuité du corps godronné avec le tractus de Lancisi est très manifeste.

B. GRAND LOBE LIMBIQUE. — La circonvolution du corps calleux se confond en avant avec la face interne de l'hémisphère ainsi que dans le chat; mais, par suite de l'absence du pli de passage pré-limbique, il y a continuité entre la scissure calloso-marginale et le sillon crucial, ce que l'on n'observe pas chez ce dernier animal. Remarquons en outre que l'effacement de la circonvolution calleuse en avant est moins complet qu'on pourrait le croire de prime abord, car on observe souvent, au-devant du genou du corps calleux, une ou deux incisures superficielles qui représentent mani-

(1) Toutefois nous avons montré autrefois que le développement et la proéminence de ce lobule sont très variables suivant les races de chiens. (V. *Bulletin de la Société d'anthropologie* de Lyon, 1883.)

festement la partie antérieure oblitérée de la scissure calloso-
marginale (fig. 4, 1').

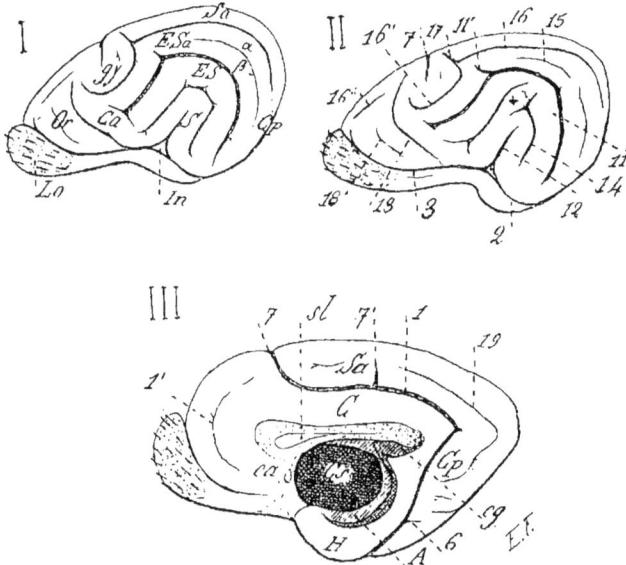

FIG. 4. — Cerveau du chien.

I. *Face externe de l'hémisphère gauche.* — *Lo*, lobule olfactif ; *S*, circonvolution sylvienne ; *Es*, circonvolution ectosylvienne ; *Sa*, circonvolution sagittale ; *ESa*, circonvolution ectosagittale ; z son pli interne ;
β son pli externe ; *Or*, lobule orbitaire ; *gy*, gyrus sigmoïde ; *Ca*, circonvolution commune antérieure ; *Cp*, circonvolution commune postérieure ; *In*, insula de Reil.

II. *Face externe de l'hémisphère gauche d'un chien montrant un pli
félin.* — 2, scissure hippocampo-marginale ; 3, scissure rhino-marginale ; 11, scissure pariétale ou latérale ; 11' sa branche supérieure ou
petit sillon en anse ; 12, scissure de Sylvius ; 13, scissure pré-sylvienne ;
14, sillon ectosylvien ; 15, incisure supra-pariétale ; 16, sillon ectosagittal ; 17, sa branche supérieure ou sillon en anse ; 16', sillon coronaire ;
16'' incisure frontale supérieure ; 18, incisure frontale inférieure.

III. *Face interne de l'hémisphère droit.* — *Cs*, corps strié ; *H*, circonvolution de l'hippocampe ; *A*, corps bordant ou tœnia de l'hippocampe ;
cg, corps godronné formant avec le nerf de Lancisi la circonvolution sous
limbique ; *sl*, septum lucidum entouré par le corps calleux et le trigone ;
C, circonvolution du corps calleux ; *ca*, carrefour de l'hémisphère ; *Cp*, circonvolution commune postérieure ; 1, scissure calloso-marginale ; 1, portion génuale de cette scissure ; 6, scissure rétro-limbique ; 7, sillon crurial ; 7' sillon crurial accessoire ; 19, incisure infra-sagittale.

La circonvolution de l'hippocampe se fait remarquer par l'absence ordinaire du pli de passage rétro-limbique ; toutefois, on observe une *scissure rétro-limbique* qui se branche sur la scissure hippocampo-marginale et se dirige d'avant en arrière en coupant la face interne de la circonvolution commune postérieure; et, au-dessus de cette scissure, il n'est pas rare de rencontrer, sinon sur les deux hémisphères, au moins sur l'un d'eux, un pli de passage rétro-limbique aussi évident que celui du chat.

C. MASSE CIRCONVOLUTIONNAIRE. — I. *Circonvolution sagittale* (fig. 5, *Sa*). — *a)* Le *lobule orbitaire* est, comme nous l'avons déjà dit, plus développé que chez le chat, tranchant comme un coin, et limité en dehors par une scissure pré-sylvienne, légèrement flexueuse. Sa face externe présente généralement deux petites incisures, l'une parallèle à la fente interhémisphérique (incisure frotale supérieure) l'autre parallèle à la scissure pré-sylvienne (incisure frontale inférieure). Ces deux incisures limitent trois plis que nous distinguerons en *interne* ou *supérieur*, *externe* ou *inférieur*, et *pré-sylvien* Le sillon olfactif est profond : le petit pli qui le limite du côté interne est quelquefois appelé pli *subrostral*.

b) Le *gyrus sigmoïde* a sa branche postérieure beaucoup plus large que l'antérieure et souvent divisée par une petite fossette triangulaire. Le pli de passage qui unit chez le chat cette branche à la circonvolution ectosagittale fait ici souvent défaut ; quand il existe, ce n'est en général que d'un côté (fig. 5) ; aussi n'est-il mentionné ou figuré ni par Leuret ni par Ellenberger et Baum. Remarquons enfin que le sillon crucial au lieu d'être exactement perpendiculaire à la fente interhémisphérique comme dans le chat, est plus ou moins oblique en avant.

Parmi les variétés si fréquentes du gyrus sigmoïde, il convient de signaler la complication flexueuse due à une bifurcation du sillon crucial (1).

(1) Pour l'étude complète des variétés des circonvolutions et

c. Sur la face interne de l'hémisphère, on voit, à quelque distance en arrière du sillon crucial, un deuxième sillon branché parallèlement au premier sur la scissure calloso-marginale : c'est ce que nous appellerons le *sillon crucial acces-*

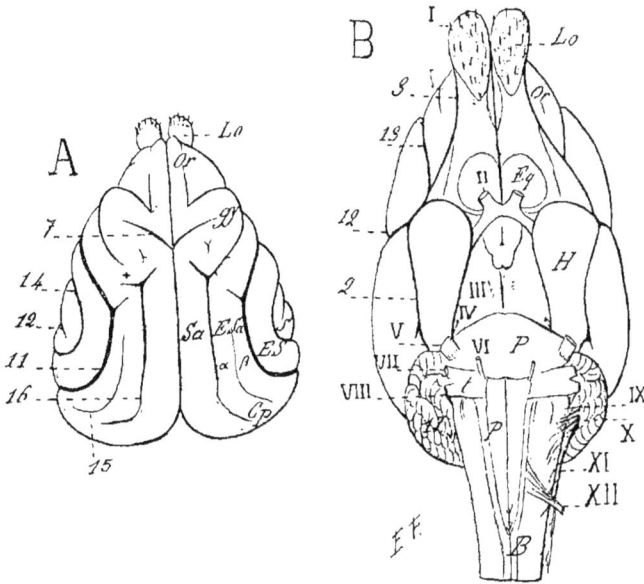

FIG. 5. — Cerveau du chien.

A. *Face supérieure des hémisphères cérébraux.* — S. circonvolution sylvienne ; *ES*, ectosylvienne ; *Sa*, sagittale ; *Esa*, ectosagittale, avec son pli interne α, son pli externe β ; *Cp*, commune postérieure ; *Or*, lobule orbitaire ; *gy*, gyrus sigmoïde ; *Lo*, lobules olfactifs ; 7, sillon crucial ; 11, scissure pariétale ; 12, scissure de Sylvius ; 14, sillon ectosylvien ; 15, incisure surpra-pariétale ; 16, sillon ectosagittal ; +, pli de passage post-sigmoïdien.

B. *Face inférieure.* — *H*, circonvolution de l'hippocampe ; *Eq*, espace quadrilatère ; *P*, protubérance ; *B*, bulbe ; *p*, pyramides du bulbe ; *t*, corps trapézoïde ; 2, scissure hippocampo-marginale ; 3, scissure rhino marginale ; 12, scissure de Sylvius ; 13, scissure pré-sylvienne.

Les paires nerveuses sont numérotées en chiffres romains.

anfractuosités du cerveau des chiens, nous renvoyons au travail de G. Garadonna, publié dans les *Annales de la Faculté de médecine de Pérouge*, 1902, volume II, fascicule 1er.

soire (fig. 4, 7). La circonvolution sagittale proprement dite se trouve ainsi divisée en deux parties successives, l'une antérieure, intercruciale, que les Allemands appellent circonvolution pré-spléniale, l'autre postérieure, qui est dédoublée par une incisure infrasagittale très accentuée, et qui parfois l'est aussi sur son plan supérieur par une légère incisure que nous qualifierons de *parasagittale* .

d) La *circonvolution cérébelleuse* offre le même dédoublement que la précédente sur sa face tentoriale.

II. *Circonvolution ectosagittale* (fig. 4 et 5, *ESa*). — La circonvolution ectosagittale est moins anguleuse, plus régulièrement arquée que celle du chat, souvent dépourvue d'anastomose avec la sagittale : en outre, elle s'élargit et se dédouble en arrière. L'incisure qui produit ce dédoublement sera dénommée par nous *incisure supra-pariétale*.

A part, la différence créée par l'absence ordinaire des plis de passage sagitto-ectosagittaux, le *sillon ectosagittal* ne présente rien de particulier, comparativement au chat.

La *scissure pariétale* émet une petite branche supérieure qui échancre la circonvolution ectosagittale en regard de la branche post-sigmoïdienne du sillon de même nom. Cette petite branche fait défaut chez le chat.

III. *Circonvolution ectosylvienne*. — La circonvolution ectosylvienne n'est pas anguleuse comme dans le chat ; en outre, le pli qui la réunit chez ce dernier à la circonvolution sylvienne(pli félin) fait ordinairement défaut ; mais, ainsi que nous l'avons déjà dit, il peut se rencontrer chez certains chiens, au moins sur un hémisphère.

IV. *Circonvolution sylvienne*. — La circonvolution sylvienne s'élève jusqu'à mi-hauteur de la face externe de l'hémisphère, car la scissure de Sylvius est plus longue que dans les chats. Souvent cette scissure s'ouvre un peu à la base, de manière à ébaucher une *fosse de Sylvius*, où l'on voit apparaître une petite saillie qui est la première trace de l'*insula de Reil*.

V. *Circonvolutions communes.* — Les deux circonvolutions communes n'offrent rien de particulier.

En résumé, le cerveau du chien diffère de celui du chat : 1° Par sa forme allongée ; 2° par le développement cunéiforme de son lobule orbitaire ; 3° par la continuité du sillon crucial avec la scissure calloso-marginale; 4° par sa scissure rétro-limbique qui semble tenir lieu du pli de même nom, généralement absent ; 5° par la forme régulièrement arquée et non anguleuse des circonvolutions superposées à la sylvienne ; 6° par le dédoublement postérieur de la circonvolution ectosagittale ; 7° par l'absence ordinaire du pli félin et des deux anastomoses sagitto-ectosagittales, etc.

§ 4. — Porc (fig. 6 et 7)

Le cerveau du porc est allongé, progressivement élargi d'avant en arrière, obtus antérieurement. Nous avons mesuré chez un jeune porc :

Longueur, lobules olfactifs non compris . . 65 millimètres.
Largeur maximum . . . . 48 —
Hauteur maximum prise au niveau du lobule
   piriforme . . . . 38 —

Nous allons en envisager successivement le seuil, le grand lobe limbique et la masse circonvolutionnaire.

A. Seuil. — Le corps calleux est plus long que dans les Carnivores et moins distant de l'extrémité postérieure des hémisphères que de l'antérieure ; par contre, il est très mince, La corne d'Ammon apparaît largement à l'extérieur et son corps godronné se trouve presque complètement à découvert, comme dans le lapin.

B. Grand lobe limbique. — La scissure calloso-marginale est interrompue par un pli de passage pré-limbique qui isole sa partie antérieure. dite scissure du genou du corps calleux (scissure génuale) (fig. 7. II). La circonvolution du corps calleux s'étend manifestement sur toute la longueur de

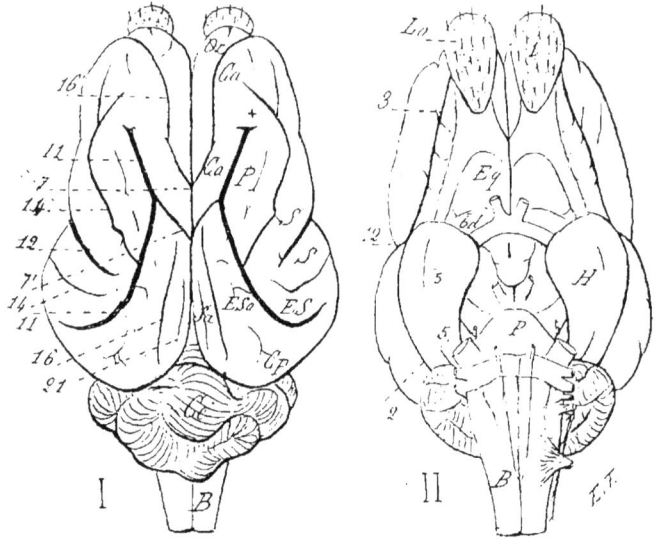

Fig. 6 — Encéphale du porc.

I. *Face supérieure*. — *Cc*, cervelet ; *B*. bulbe : *S*, circonvolution syl vienne ;*ES* ectosylvienne avec sa péninsule *J*, unie à l'ecto-sagittale *ESa*, par l'anastomose + ; *Sa*, sagittale ; *Ca*, commune antérieure ; *Cp*. com mune postérieure ; *Or*, lobule orbitaire ; 7. sillon crucial ; 7' sillon cru cial accessoire ; 11, scissure pariétale; 12. scissure de Sylvius ; 14, sillon ectosylvien ; 16, sillon ectosagittal ; 21, incisure parasagittale.

II. *Face inférieure*. — Lo, lobule olfactif ; *Eq*. espace quadrilatère ; *bd*, bandelette diagonale ; *H*. circonvolution de l'hippocampe ; *P*. protu bérance ; *B*, bulbe ; 2, scissure hippocampo-marginale ; 3, scissure rhino marginale ; 5, incisure ento-limbique inférieure.

cette commissure. Elle est partiellement dédoublée par une incisure que nous qualifierons d'entolimbique.

La circonvolution de l'hippocampe, plus développée encore que dans les Carnivores, tend aussi à se dédoubler grâce à

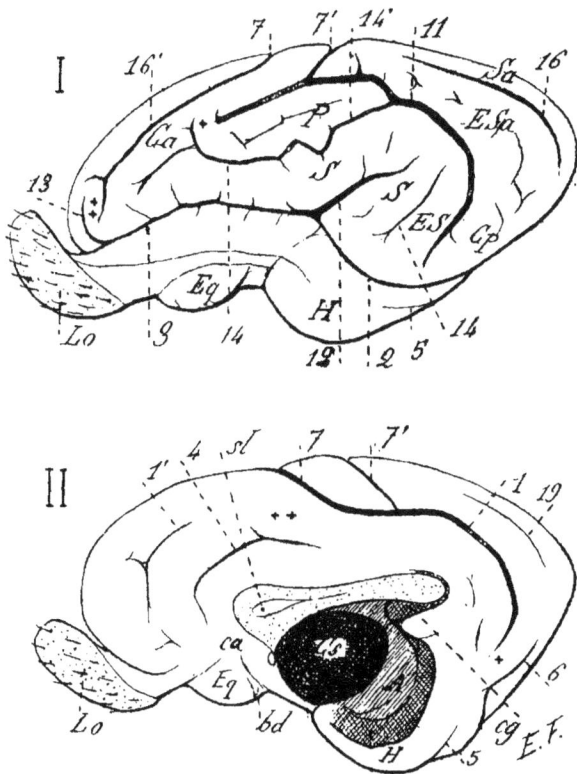

FIG. 7. — Cerveau du porc

I. *Face externe de l'hémisphère gauche*. — Lo, lobule olfactif ; Eq, espace quadrilatère ; H, circonvolution de l'hippocampe ; S, circonvolution sylvienne ; Es, ectosylvienne ; p, sa partie péninsulaire, unie à la commune antérieure Ca par le pli + ; Sa, sagittale ; ESa, etctosagittale ; Cp, commune postérieure ; 2, scissure hippocampo-marginale ; 3, scissure rhino-marginale ; 7, sillon crucial ; 7' sillon crucial accessoire ; 11, scissure pariétale ; 12, scissure de Sylvius ; 13, scissure pré-sylvienne ; 14, sillon ectosylvien ; 14', sa branche l'unissant à la scissure pariétale ; 16, sillon ectosagittal ; 16', portion pré-cruciale du sillon ecto-sagittal ; ++ pli de passage sus-olfactif entre la commune antérieure et le lobule orbitaire.

II. *Face interne de l'hémisphère droit*. — Cs, corps strié ; A, corps bordant ; cg, corps godronné ; ca, carrefour ; bd, bandelette diagonale ; sl, septum lucidum ; 1, scissure calloso-marginale ; 1', sa portion génuale ; 4, incisure ento-limbique supérieure ; 6, scissure rétro-limbique ; 7, sillon crucial ; 7', sillon crucial accessoire ; 19, incisure infra-sagittale ; + pli de passage rétro-limbique ; ++ pli pré-limbique.

une légère incisure entolimbique. Elle s'unit à la circonvolution sagittale par un pli de passage rétro-limbique obliquement ascendant, sous lequel on voit une courte scissure rétro-limbique.

C. MASSE CIRCONVOLUTIONNAIRE. — I. *Circonvolution sagittale* — La portion orbitaire de cette circonvolution, au lieu de former un lobule plus ou moins détaché à l'extrémité antérieure de l'hémisphère, s'allonge sur le plan supérieur de celui-ci jusqu'au sillon crucial, qui se trouve reporté non loin du milieu du bord sagittal. Le sillon qui la limite en dehors est coupé par un pli de passage dit sus-olfactif et divisé ainsi en une partie inférieure, équivalant à la scissure pré-sylvienne des carnivores, et une partie supérieure, réunie au sillon crucial. Ce sillon est bordé d'autre part par la circonvolution commune antérieure, qui arrive ainsi jusqu'à la fente interhémisphérique en formant avec son homologue du côté opposé une sorte de V ouvert en avant, dans lequel se trouvent inclus les deux lobules orbitaires (fig. 6, I).

Il n'y a pas de gyrus sigmoïde véritable : par contre, il existe un sillon crucial accessoire (7') qui se réunit avec la branche sagittale de la scissure pariétale.

Le reste de la circonvolution sagittale se trouve séparé de la partie antérieure ou orbitaire par la circonvolution commune antérieure et va en s'élargissant d'avant en arrière ; on y voit une incisure parasagittale sur la face supérieure et quelquefois une très légère incisure infrasagittale sur la face interne.

II. *Circonvolution ectosagittale.* — Cette circonvolution fait suite à la commune antérieure ; elle se dirige en arrière et en dehors, de manière à former avec son homologue de l'autre hémisphère un V ouvert postérieurement, c'est-à-dire opposé par le sommet à celui constitué par les deux circonvolutions communes antérieures ; et l'ensemble de ces deux V forme une sorte de X dans les angles duquel sont logées les deux parties séparées de la circonvolution sagittale.

La circonvolution ectosagittale s'élargit d'avant en arrière et offre plusieurs incisures qui la compliquent plus ou moins.

Il est presque inutile d'ajouter, après ce qui vient d'être dit, que le sillon ectosagittal se trouve coupé en trois segments : un segment antérieur ou pré-sylvien, un segment moyen ou pré-crucial et un segment postérieur.

Quant à la *scissure pariétale* (fig. 6, *11*), elle commence par côté de la circonvolution commune antérieure, en arrière d'un pli qui unit cette circonvolution à la portion péninsulaire de l'ectosylvienne, et se dirige obliquement en arrière, en dehors et en bas, pour venir se terminer au-dessus de la circonvolution commune postérieure. Sa branche sagittale s'unit comme il a été dit au sillon crucial accessoire, en rompant la communication de la circonvolution commune antérieure avec l'ectosagittale. Une autre branche fort remarquable (fig. 7, *14*) se détache inférieurement de la scissure pariétale, se dirige en avant en coupant la circonvolution ectosylvienne et vient se réunir au sillon ectosylvien.

III. *Circonvolution ectosylvienne.* — Elle est divisée, comme nous venons de le dire, en deux portions. La portion antérieure, de forme irrégulièrement losangique, ne se réunit aux circonvolutions voisines que par son extrémité antérieure et figure ainsi une sorte de presqu'île (fig. 6 et 7, *P*) bornée en haut par la circonvolution commune antérieure, avec laquelle elle communique; en bas, par la circonvolution sylvienne ; en arrière, par l'ectosagittale. Cette péninsule est parcourue dans sa longueur par une incisure longitudinale qui la divise en deux plis parallèles. Dans quelques cas exceptionnels, elle perd son caractère de presqu'île en communiquant avec la portion postérieure de la circonvolution ectosylvienne

Cette dernière portion (fig. 7, *ES*) se confond avec la circonvolution sylvienne au-dessus de la scissure de Sylvius, en sorte que le sillon ecto-sylvien se trouve divisé en deux segments : l'un antérieur, réuni à la scissure pariétale, l'autre

3

postérieur, parallèle à la scissure de Sylvius, c'est-à-dire oblique de haut en bas et d'arrière en avant.

IV. *Circonvolution sylvienne* (fig. 7, *S*). — La branche antérieure de cette circonvolution est très large ; elle occupe tout l'espace compris entre la circonvolution péninsulaire d'une part, la scissure limbique et la scissure de Sylvius d'autre part, et va se réunir à la circonvolution commune antérieure. La branche postérieure, plus courte, se continue inférieurement avec la circonvolution commune postérieure.

V. *Circonvolution commune antérieure* (fig. 6 et 7, *Ca*). — Nous avons déjà dit que cette circonvolution apparaît presque tout entière sur le plan supérieur de l'hémisphère, au côté externe du lobule orbitaire. De même que celui-ci se rattache à la circonvolution sagittale, de même pourrait-on la décrire comme la partie antérieure de la circonvolution ectosagittale. A son extrémité antérieure, elle se recourbe brusquement de bas en haut et de dehors en dedans pour se jeter sur le lobule orbitaire et former le *pli de passage sus-olfactif*, que nous retrouverons dans les Ruminants

VI. *Circonvolution commune postérieure* (fig. 6 et 7, *Cp*). — Elle surmonte la scissure hippocampo-marginale et reçoit l'extrémité postérieure des quatre grandes circonvolutions supra-sylviennes ; elle est très étroite, surtout du côté interne où elle reçoit le pli de passage rétro-limbique à l'endroit où elle fait suite à la circonvolution sagittale.

VII. — *Circonvolution insulaire ou sous-sylvienne*. — En ouvrant la scissure de Sylvius à sa base, ainsi que la scissure rhino-marginale, on découvre un petit pli qui s'effile en avant et qui n'est autre chose que l'*insula de Reil* ou circonvolution sous-sylvienne, dont nous avons déjà vu la trace chez le chien.

En résumé, le cerveau du cochon se reconnaît aisément :

1º à la situation de son sillon crucial, reporté en arrière du
premier tiers du bord sagittal ; 2º à l'absence du gyrus sigmoïde : 3º à l'obliquité convergente des deux circonvolutions
communes antérieures, lesquelles forment un V sur le plan
supérieur de l'organe et coupent la circonvolution sagittale
en deux segments ; 4º à la disposition ordinairement péninsulaire de la portion antérieure de la circonvolution ectosylvienne ; 5º au grand développement de la branche antérieure de la circonvolution sylvienne ; 6º à la réunion des
deux circonvolutions sylvienne et ectosylvienne au-dessus
d'une scissure de Sylvius oblique en arrière comme dans les
carnivores, etc.

§ 5. — MOUTON (fig. 8)

Le cerveau du mouton se fait remarquer par sa forte con-
vexité sagittale et par l'apparence tronquée de son extrémité
antérieure.

Nous avons trouvé les dimensions suivantes à un cerveau
de cette espèce sortant d'un bain de formol :

Longueur (lobules olfactifs non compris) . . 65 millimètres.
Largeur maximum (au niveau des régions
temporales) . . . . 50 —
Largeur minimum (à la partie antérieure). . 40 —
Epaisseur (prise perpendiculairement du lo-
bule piriforme au bord sagittal) . . . . . 38 —

A. SEUIL. — Le corps calleux, moitié aussi long que les
hémisphères, est à égale distance de leurs deux extrémités.
La circonvolution godronnée n'offre rien de particulier.

B. GRAND LOBE LIMBIQUE. — La circonvolution du corps calleux (fig. 8, C) est progressivement rétrécie d'avant en arrière
et dédoublée antérieurement en deux plis parallèles qui em-
brasent le genou du corps calleux ; en arrière, on trouve
aussi la trace de ce même dédoublement, qui est dû à une incisure dite entolimbique, parce qu'elle est concentrique à la

scissure calloso-marginale, c'est-à-dire à la partie supérieure de la grande scissure limbique. Et de même que l'on distin-

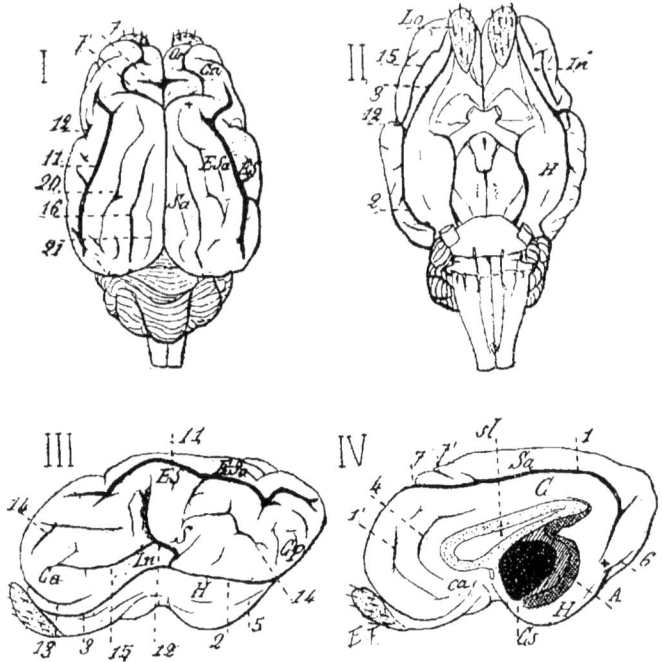

FIG. 8. — Encéphale du mouton.

I. *Face supérieure.* —*Es*, circonvolution ectosylvienne ; *Sa*, sagittale ; *ESa*, ecto-sagittale ; *Ca*, commune antérieure ; *Or*, lobule orbitaire ; 7, sillon crucial ; 7', sillon crucial accessoire ; 11, scissure pariétale ; 12, scissure de Sylvius ; 16, sillon ectosagittal ; 20, incisure supra-pariétale ; 21, incisure parasagittale ; + pôle sagittal.

II. *Face inférieure.* — *Lo*, lobule olfactif ; *In*, insula de Reil ; *H*, circonvolution de l'hippocampe ; 2, scissure hippocampo-marginale ; 3, scissure rhino-marginale ; 12, scissure de Sylvius ; 15, sillon sous-sylvien.

III. *Face externe de l'hémisphère gauche.* — *Cp*, circonvolution commune postérieure ; 5, incisure entolimbique inférieure ; 11, scissure pariétale ; 12, scissure de Sylvius ; 13, scissure pré-sylvienne ; 14, sillon ectosylvien ; 15, sillon sous-sylvien.

IV. *Face interne de l'hémisphère droit.* — *Cs*, corps strié ; *A*, corps bordant et corps godronné ; *C*, circonvolution calloso-marginale ; *Ca*, carrefour ; *sl*, septum lucidum ; 1, scissure calloso-marginale ; 1', sa portion génuale ; 4, incisure entolimbique supérieure ; 6, scissure rétro-limbique ; 7, sillon crucial ; 7' sillon crucial accessoire ; + pli de passage rétro-limbique.

gue spécialement sous le nom de scissure *génuale* la partie
antérieure de la scissure calloso-marginale, nous distinguerons à part, sous le nom d'*incisure entogénuale*, la partie de
l'incisure entolimbique qui se recourbe au-devant du genou
du corps calleux.

La circonvolution calleuse est unie à la circonvolution
sagittale par un pli de passage pré-limbique divisant la scissure calloso-marginale en deux segments : l'un postérieur,
qui se relève en avant pour se continuer avec le sillon crucial,
ainsi que nous l'avons vu chez le chien, l'autre antérieur
(scissure génuale) qui tend à s'oblitérer plus ou moins. Cette
oblitération est parfois telle que, à première vue, on a tendance à prendre l'incisure ento-génuale pour la limite même
de la circonvolution calleuse, d'autant plus que cette incisure s'approfondit alors proportionnellement à l'oblitération de la scissure précédente. Il y a donc là une tendance au
démembrement de la circonvolution calloso-marginale au
profit de la circonvolution sagittale.

La circonvolution ou lobule de l'hippocampe présente aussi
la trace d'une incisure entolimbique concentrique à la scissure hippocampo-marginale. Elle offre en arrière un large
pli rétro-limbique ascendant, divisé en deux plis secondaires
qui reçoivent l'extrémité postérieure des circonvolutions sagittale et ectosagittale. La scissure rétro-limbique limitant ce
pli de passage en arrière et en bas, se termine dans une
flexuosité de la circonvolution commune postérieure.

Le lobule olfactif n'offre rien de particulier.

C. MASSE CIRCONVOLUTIONNAIRE. — I. *Circonvolution sagittale*. — Ainsi que chez le porc, la portion antérieure ou orbitaire de cette circonvolution ne fait aucune saillie à l'extrémité de l'hémisphère, tandis qu'elle s'allonge sur le plan supérieur jusqu'à un petit *gyrus sygmoïde* situé vers le tiers antérieur de l'organe. Comme chez le porc également, un pli
de passage sus-olfactif unit cette partie à la circonvolution
commune antérieure, de manière à diviser le sillon qui les sé-

pare en une partie inférieure ou scissure pré-sylvienne, et une partie supérieure se continuant à l'entour du gyrus sigmoïde.

En arrière du gyrus sigmoïde, la circonvolution sagittale est interrompue, comme chez le porc, par la circonvolution commune antérieure, qui arrive jusqu'à la fente interhémisphérique, où elle se continue avec la circonvolution ecto-sagittale et la portion postérieure de la sagittale. Le centre de convergence de ces trois circonvolutions (+) sera désigné par nous sous le nom de *pôle sagittal*. Ce pôle est entamé par-dessous, à sa face interne, par un petit sillon crucial accessoire. En arrière, la circonvolution sagittale reprend son indépendance et même se dédouble au moyen d'une incisure parasagittale.

II. *Circonvolution ectosagittale.* — En faisant abstraction pour le moment de la circonvolution commune antérieure, que nous décrirons plus tard, on voit la circonvolution ecto-sagittale partir du pôle sagittal et se diriger obliquement en arrière et en dehors, en s'élargissant un peu. Une incisure supra-pariétale la divise en deux plis longitudinaux plus ou moins flexueux.

La *scissure pariétale* (fig. 8, 11) commence en dehors de la circonvolution commune antérieure, derrière la communication de cette circonvolution avec l'ectosylvienne ; elle longe ensuite la circonvolution ectosagittale en décrivant trois grandes flexuosités et elle vient se terminer dans un méandre de la circonvolution commune postérieure ; elle émet une branche supérieure qui détermine une forte inflexion de la circonvolution commune antérieure à sa jonction avec le pôle sagittal.

III et IV. *Circonvolutions sylvienne et ecto-sylvienne* (fig. 8, S et ES). — Les deux circonvolutions sylvienne et ecto-sylvienne sont plus ou moins confondues à l'entour de la scissure de Sylvius, mais libres en avant et en arrière de l'hémisphère, où elles vont se jeter dans les circonvolutions communes. Leur partie postérieure est particulièrement flexueuse et ordinairement anastomosée de l'une à l'autre.

V. *Circonvolution sous-sylvienne.* — La *scissure de Sylvius*, à peu près perpendiculaire à l'axe de l'hémisphère, est séparée de la scissure limbique par une grosse circonvolution sous-sylvienne (insula de Reil), qui, comme dans tous les Ruminants, atteint l'apogée du développement (fig. 8, *In*). On voit ordinairement cette circonvolution prendre naissance à la base de la scissure de Sylvius, par deux plis, dont l'un plonge dans la scissure, tandis que l'autre se branche sur une sinuosité de la circonvolution sylvienne : elle rampe ensuite au-dessus de la scissure rhino-marginale en décrivant quelques petites flexuosités et se continue enfin avec la portion orbitaire de la circonvolution sagittale, souvent aussi avec la circonvolution commune antérieure.

Le développement de la circonvolution sous-sylvienne oblige à distinguer un nouveau sillon, compris entre cette circonvolution et la sylvienne et ayant la profondeur d'une véritable scissure : c'est le *sillon sous-sylvien* (fig. 8, *15*), qui se continue en arrière avec la scissure de Sylvius.

VI. *Circonvolutions communes* (fig. 8, *Ca, Cp*). — La circonvolution commune antérieure, prolongement de l'ectosagittale, s'étend du pôle sagittal à la circonvolution sous-sylvienne en décrivant trois ou quatre flexuosités, dont la postérieure embrasse le gyrus sigmoïde ; elle communique sur son trajet en dedans avec la circonvolution sagittale, par le pli de passage sus-olfactif, en dehors avec les deux circonvolutions du groupe sylvien. Son extrémité inférieure peut être branchée sur la circonvolution sous-sylvienne ou en être indépendante, suivant les individus.

La circonvolution commune postérieure va de la sylvienne à la sagittale en suivant le bord cérébelleux de l'hémisphère; elles décrit diverses flexuosités dont une embrasse la scissure rétro-limbique, et elle reçoit le double pli de passage rétro-limbique.

En résumé, le cerveau du mouton se distingue de ceux que nous avons spécialement étudiés, et spécialement de celui du cochon, avec lequel il présente quelque similitude : 1° par la complication de ses circonvolutions ; 2° par son petit gyrus sigmoïde, situé vers le tiers antérieur de l'hémisphère ; 3° par

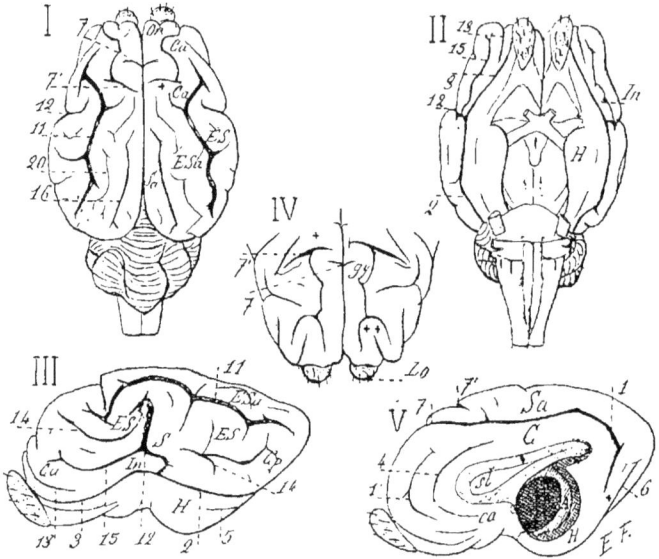

FIG. 9. — Cerveau de la chèvre.

I. Face supérieure.

II. Face inférieure.

III. Face externe de l'hémisphère gauche.

IV. Extrémité antérieure des hémisphères montrant l'anastomose supra-olfactive ++ entre la circonvolution commune antérieure et le lobule orbitaire : + pôle sagittal ; gy, gyrus sigmoïde.

V. Face interne de l'hémisphère droit.

Pour les légendes, se reporter à la figure précédente.

l'état flexueux de la circonvolution commune antérieure qui forme avec celle de l'autre côté, non plus un V, comme chez le porc, mais plutôt une lyre ; 4° par la direction perpendiculaire de la scissure de Sylvius, et sa situation plus rapprochée de l'extrémité antérieure de l'hémisphère que de la postérieure ; tandis que chez le porc, le chien, le chat, cette scissure est oblique en arrière et plus distante de l'extrémité antérieure de l'organe que de la postérieure ; 5° par l'existence d'une circonvolution sous-sylvienne extrêmement développée et tout à fait découverte ; 6° par l'absence de péninsule sur le trajet de la circonvolution ecto-sylvienne, etc., etc.

§ 6. — CHÈVRE (fig. 9).

Le cerveau de la chèvre ne diffère de celui du mouton que par des caractères peu importants et plus ou moins accentués suivant les individus.

Les suivants nous ont paru avoir quelque constance :

1° L'absence d'incisure parasagittale et par conséquent la simplicité de la circonvolution sagittale; quand, par exception, cette incisure apparaît, ce n'est que tout à fait en arrière ; 2° la dislocation de l'incisure suprapariétale, qui, dans le mouton, dédouble si nettement la circonvolution ectosagittale ; 3° l'existence d'un petit pli se détachant de la portion antérieure de la circonvolution sylvienne et plongeant dans la scissure de Sylvius, lequel pli forme une sorte de crochet qui pénètre d'avant en arrière et de bas en haut dans cette scissure ; il manque chez le mouton ou, du moins, est peu visible, tandis que nous ne l'avons jamais vu faire défaut sur les deux hémisphères du cerveau caprin.

§ 7. — BŒUF (fig. 10, 11, 12).

Le cerveau du bœuf est au moins aussi convexe supérieurement que celui du mouton ou de la chèvre, mais il est un peu plus rétréci à sa partie antérieure et d'apparence moins tronquée.

Nous avons trouvé les dimensions suivantes chez un animal de petite taille.

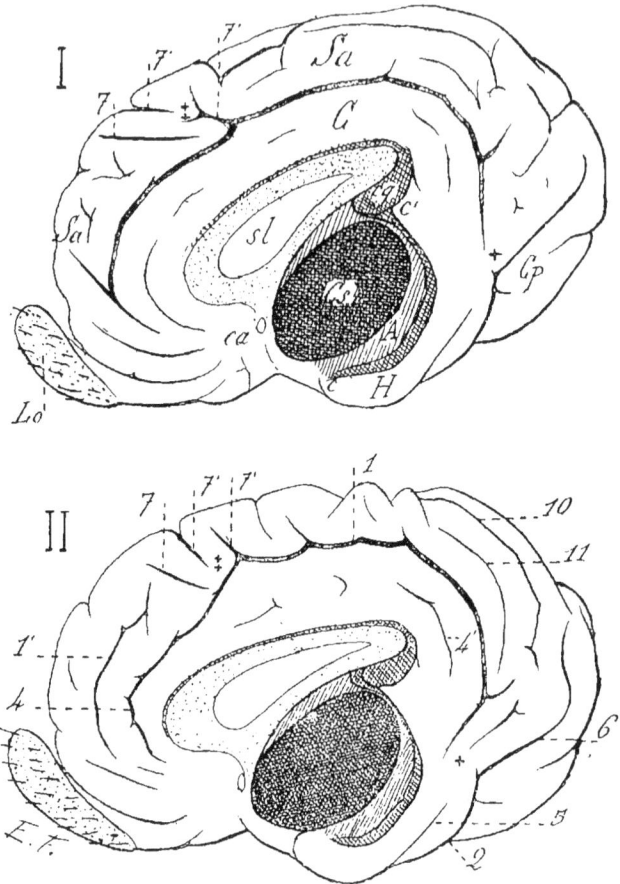

FIG. 10. — Cerveau du bœuf.

I. *Face interne de l'hémisphère droit.* — *Cs*, corps strié : *H*, circonvolution de l'hippocampe : *c*, son crochet inférieur : *c'*, son crochet supérieur : *A*, corps bordant : *cg*, corps godronné formant avec le nerf de Lancisi la circonvolution sous-limbique :*sl*, septum lucidum limité en haut par le corps calleux, en bas par le trigone : *C*, circonvolution du corps calleux : *ca*, carrefour de l'hémisphère : *Sa*, circonvolution sagittale ; *Cp*, commune postérieure : *Lo*, lobule olfactif : 7, sillon crucial : 7', sillon crucial accessoire interrompu par une anastomise ++ : +, pli de passage rétro-limbique.

II. *Face interne de l'hémisphère droit d'un autre cerveau*, montrant l'union de la scissure calloso-marginale (1) à la portion génuale de l'incisure entolimbique 4 ; 1', portion génuale de la scissure calloso-marginale ; 4', portion postérieure de l'incisure entolimbique supérieure ; 5, incisure entolimbique inférieure ; 6, scissure rétrolimbique ; 7, sillon crucial ; 7', sillon crucial accessoire interrompu par l'anastomose ++ ; 10, incisure parasagittale : 11, incisure infrasagittale : + pli de passage rétro-limbique.

Longueur (lobules olfactifs non compris). .	105 millimètres.
Largeur maximum (au niveau des régions temporales)	105 —
Hauteur maximum (prise au niveau du lobule piriforme)	70 —

A. SEUIL. — La longueur du corps calleux est inférieure à la demi-longueur de l'hémisphère et cette commissure est notablement plus distante de l'extrémité postérieure de celui-ci que de l'antérieure.

La circonvolution godronnée n'offre rien de particulier.

B. GRAND LOBE LIMBIQUE (fig. 10). — La circonvolution du corps calleux s'étend ordinairement sans interruption jusqu'au carrefour de l'hémisphère, où elle s'unit à la face interne du lobule orbitaire ; elle est dédoublée à l'une et à l'autre de ses extrémités par deux incisures qui suivent la réflexion du genou et du bourrelet du corps calleux et souvent tendent à s'unir par de petites incisures discontinues. Il arrive fréquemment, comme on l'observe fig. 10, II, que la partie génuale de la scissure calloso-marginale est isolée du restant de cette scissure par deux plis de passage pré-limbiques qui se jettent sur le gyrus sigmoïde de part et d'autre du sillon crucial ; alors, cette partie tend à s'effacer, tandis que l'incisure ento-génuale s'exagère, se branche sur la partie postérieure de la scissure calloso-marginale et paraît en être la véritable suite, comme si la circonvolution du corps calleux avait cédé un de ses plis à la circonvolution sagittale. Nous avons déjà constaté un phénomène semblable chez les petits ruminants. Remarquons, en outre, que la scissure calloso-marginale du bœuf est plus ou moins sinueuse.

La circonvolution de l'hippocampe offre, comme dans les ovins et les porcins, un pli de passage rétro-limbique ascendant, dédoublé par une incisure. La scissure rétro-limbique est remarquable par sa longueur ; elle aboutit à une flexuosité de la circonvolution commune postérieure qui la sépare de l'incisure suprapariétale.

La circonvolution de l'hippocampe est parcourue par une incisure entolimbique très accentuée, qui la dédouble en deux plis dont l'externe, le plus étroit, semble faire suite à la racine externe du lobule olfactif. Il est à constater que ce dédoublement coïncide avec une division pareille du pli de passage rétro-limbique.

Le lobule olfactif, l'espace quadrilatère et la bandelette diagonale n'offrent rien à signaler. Nous mentionnerons cependant le développement de la partie blanche de la racine externe du lobule olfactif, qui forme une bandelette très évidente.

C. MASSE CIRCONVOLUTIONNAIRE. — I. *Circonvolution sagittale* (fig. 11,). — La portion antérieure ne forme point lobule au-devant de l'hémisphère ; elle est disposée comme dans les Ovins ; mais elle est moins allongée, vu la situation plus antérieure du gyrus sigmoïde. et dédoublée antérieurement en deux gros plis sinueux et anastomotiques dont l'externe communique avec la circonvolution commune antérieure par un pli de passage sus-olfactif. Le sillon olfactif est converti en une large dépression. Lorsque la circonvolution du corps calleux est démembrée comme nous l'avons dit plus haut, la face interne du lobule orbitaire s'en trouve d'autant agrandie.

Le *gyrus sigmoïde*, situé avant le tiers antérieur du bord supérieur de l'hémisphère, au-devant du pôle sagital, ne se distingue pas toujours très bien des sinuosités voisines ; il émet un pli externe plongeant dans le sillon ectosagittal. Le *sillon crucial* est généralement indépendant de la scissure calloso-marginale ; quelquefois cependant il se branche sur cette scissure ainsi que dans les petits ruminants. Un *sillon crucial accessoire* s'observe sous le pôle sagittal à 1 centimètre environ en arrière du précédent (fig. 10 et 11, 7').

La circonvolution sagittale qui reprend ensuite va en s'élargissant d'avant en arrière. Elle se divise d'abord en deux plis par une profonde incisure parasagittale, reportée vers la face

interne ; le pli interne se subdivise lui-même en deux autres
par une petite incisure infrasagittale, plus ou moins relé-
guée en arrière.

Considéré dans son ensemble, le *sillon ectosagittal* (fig. 11,

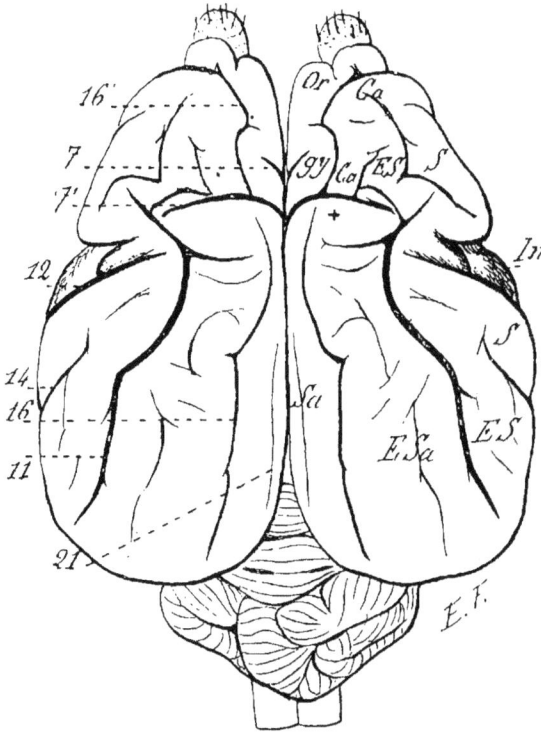

FIG. 11. — Encéphale du bœuf.

Face supérieure. — S, circonvolution sylvienne ; ES, ectosylvienne ;
Sa, sagittale ; ESa, ectosagittale ; Ca, commune antérieure ; Or, lobule
orbitaire ; gy, gyrus sigmoïde ; In, insula de Reil ; 7, sillon crucial ; 7', sillon crucial accessoire ; 11, scissure pariétale ; 12, Fosse de Sylvius ; 14, sillon ectosylvien ; 16, sillon ectosagittal ; 16', sa portion antérieure ; 21, incisure parasagittale ; + pôle sagittal.

16 et 16') est coupé en trois segments comme dans les Ovins
et les Porcins : un segment antéro-inférieur, situé sous l'anastomose en arceau qui réunit le lobule orbitaire à la circonvo-

lution commune antérieure, et représentant la scissure présylvienne des Carnivores ; un segment moyen qui va de cette anastomose au pôle sagittal en séparant la circonvolution commune antérieure de la portion antérieure de la sagittale ; enfin un segment postérieur, situé en arrière du pôle sagittal. Ce dernier segment ne s'enfonce pas perpendiculairement dans la substance cérébrale, mais obliquement en dehors.

II. *Circonvolution ectosagittale* (fig. 11 et 12, *ESa*). — Elle est disposée exactement comme dans les petits ruminants, mais les deux plis en lesquels elle se dédouble sont plus sinueux et plus anastomotiques.

La *scissure pariétale* se fait remarquer par une communication qu'elle présente avec le sillon ecto-sagittal au-devant du pôle sagittal, communication qui rompt la continuité de celui-ci avec la circonvolution commune antérieure.

III et IV. *Circonvolutions sylvienne et ectosylvienne* (fig. 12, *S. ES*). — Remarquons d'abord que, par suite du grand développement de la circonvolution sous-sylvienne, la *scissure de Sylvius* se trouve très remontée sur la face externe de l'hémisphère ; elle est à peu près perpendiculaire à l'axe de celui-ci et sensiblement plus rapprochée de l'extrémité antérieure que de la postérieure ; en outre elle est plus ou moins ouverte grâce à deux ou trois plis que l'on voit y plonger.

Les deux circonvolutions qui l'entourent, c'est-à-dire la sylvienne et l'ectosylvienne, sont réunies et plus ou moins confondues à sa partie supérieure, tandis qu'elles sont distinctes soit en avant soit en arrière. En ces points, elles sont même très flexueuses, découpées ou dédoublées par de multiples incisures. A la partie postérieure, elles s'anastomosent ordinairement l'une avec l'autre. Le *sillon ectosylvien* (14) se trouve donc divisé en plusieurs segments irrégulièrement ramifiés. -- Cette complication des circonvolutions du groupe sylvien est un trait différentiel important comparativement aux petits ruminants.

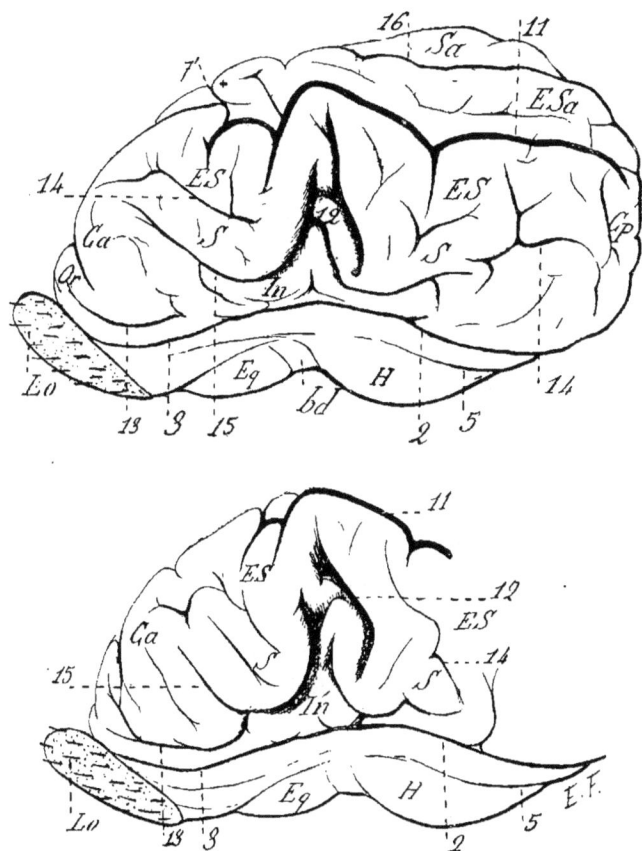

FIG. 12. — Cerveau du bœuf.

La figure supérieure représente la face externe de l'hémisphère gauche.

Lo, Lobule olfactif ; *Eq,* Espace quadrilatère ; *bd,* bandelette diagonale ; *H,* circonvolution de l'hippocampe ; *S,* circonvolution sylvienne ; *ES,* ecto-sylvienne ; *Sa,* sagittale ; *ESa,* ectosagittale ; *Ca,* commune antérieure ; *Cp,* commune postérieure ; *Or,* lobule orbitaire ; *In,* circonvolutoin sous-sylvienne ou Insula ; 2, scissure hippocampo-marginale ; 3, scissure rhino-marginale ; 5, incisure entolimbique inférieure ; 7' sillon crucial accessoire ; 11, scissure pariétale ; 12, scissure de Sylvius ; 13, scissure pré-sylvienne ; 14, sillon ectosylvien ; 15, sillon sous-sylvien ; 16, sillon ecto-sagittal ; + pôle sagittal.

La figure inférieure montre une variété de l'insula.

V. *Circonvolution sous-sylvienne* (fig. 12 *In*). — Elle n'est pas moins développée que chez le mouton et la chèvre ; tantôt elle surgit de la fosse de Sylvius par de petites digitations ; tantôt elle se branche sur la partie inférieure de la circonvolution sylvienne en décrivant une anse qui traverse la scissure de Sylvius à sa base. Elle se continue d'autre part avec le pli externe du lobule orbitaire, en sorte que la scissure pré-sylvienne n'est que l'extrémité relevée du sillon sous-sylvien ; toutefois il arrive souvent que cette circonvolution se continue aussi, grâce à une sorte de bifurcation, avec la circonvolution commune antérieure (fig. 12, n° 1) ; auquel cas, la scissure pré-sylvienne se trouve coupée de sa communication avec le sillon sous-sylvien. Nous avons constaté la même variation chez les Ovins.

VI. *Circonvolutions communes* (fig. 11 et 12, *Ca, Cp*). — La *commune antérieure* est disposée comme celle du mouton, mais elle est moins régulière, plus sinueuse et généralement coupée de sa communication avec le pôle sagittal par une branche de la scissure pariétale. Elle se recourbe brusquement à son extrémité antéro-inférieure pour former le pli de passage sus-olfactif.

La *commune postérieure* va, comme dans les Ovins, de la sylvienne à la sagittale en suivant le bord cérébelleux de l'hémisphère et en décrivant des flexuosités ; elle reçoit d'une part les deux branches du pli rétro-limbique, d'autre part la terminaison des quatre grandes circonvolutions supra-sylviennes.

En résumé, le cerveau du bœuf ressemble beaucoup à celui du mouton et de la chèvre par la disposition de ses circonvolutions, qui sont seulement plus compliquées, plus flexueuses. Nous rappellerons cependant : 1° le pli externe très accentué du lobule de l'hippocampe ; 2° le dédoublement latéral du lobule orbitaire ; 3° la grande complication des circonvolutions sylvienne et ectosylvienne ; 4° la grande longueur de la scissure de Sylvius, que des plis plongeants ouvrent plus ou moins ; 5° le transfert de l'incisure parasagittale vers la face interne de l'hémisphère ; 6° le peu de développement du sillon crucial et la tendance à l'effacement du gyrus sigmoïde ; etc.

§ 8. - - CHAMEAUX (fig. 13).

Le cerveau des chameaux est beaucoup moins convexe de profil supérieur que celui des bovins : il est aussi moins large, mais plus long et à peine atténué à la partie antérieure. Sa forme générale ainsi que divers détails de sa surface le rapprochent de celui du cheval.

A. GRAND LOBE LIMBIQUE. La *circonvolution du corps calleux* est divisée par une scissure oblique en deux circonvolutions chevauchantes : l'une, antéro-inférieure, en forme de coin, est subdivisée en deux plis secondaires, dont le supérieur communique antérieurement avec la circonvolution sagittale ; l'autre, postéro-supérieure, également subdivisée, se continue en avant avec le gyrus sigmoïde par un pli de passage pré-limbique. Cette dernière semble à première vue se rattacher à la circonvolution sagittale, comme s'il y avait eu démembrement de la circonvolution du corps calleux en sens inverse de celui que nous avons constaté chez les autres ruminants.

La *circonvolution de l'hippocampe* n'offre rien de bien particulier non plus que le pli de passage rétro-limbique ; toutefois, l'incisure entolimbique qui la divise est peu marquée.

B. MASSE CIRCONVOLUTIONNAIRE. — 1. *Circonvolution sagittale* (fig. 13, *Or* et *Sa*). — La portion antérieure, étroite et sinueuse, fait peu de saillie à l'extrémité de l'hémisphère ; elle communique largement avec la circonvolution commune antérieure. Le *sillon crucial* est nul ou insignifiant ; et le *gyrus sygmoïde* ne se distingue pas de l'une quelconque des

4

petites sinuosités que présente la partie antérieure de la cir-

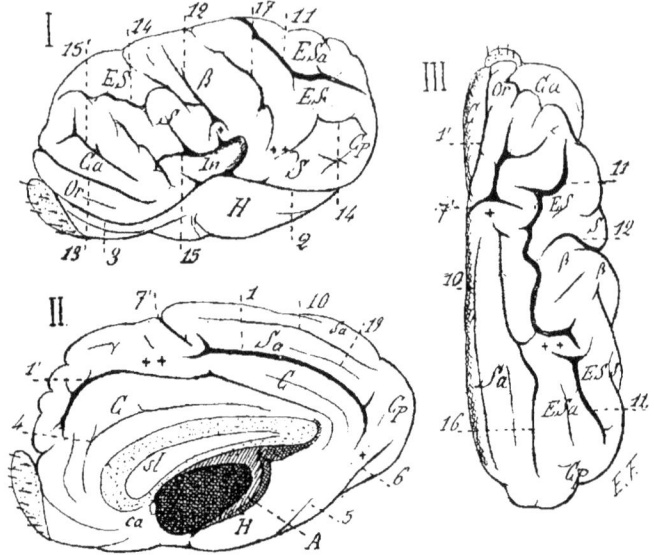

FIG. 13. — Cerveau du chameau.

I. *Face externe de l'hémisphère gauche.* — *H*, circonvolution de l'hippocampe ; *s*, sylvienne ; *ES*, ectosylvienne ; *ESa*, ectosagittale ; *Ca*, commune antérieure ; *Cp*, commune postérieure ; *Or*, lobule orbitaire ; *In*, Insula de Reil β anastomose mediane des deux circonvolutions sylvienne
et ectosylvienne ; 2, scissure hippocampo-marginale ; 3, scissure rhino-
marginale ; 11, scissure pariétale ; 12, scissure de Sylvius ; 13, scissure
pré-sylvienne ; 14, sillon ectosylvien ; 15, sillon sous-sylvien ; 15', partie
antérieure de ce sillon ; 17, incisure post-sylvienne ; + pli coupant la
scissure de Sylvius à sa base ; ++ pli postérieur unissant les deux circonvolutions du groupe sylvien.

II. *Face interne de l'hémisphère droit.* — *A*, Corps bordant limité en
arrière par le corps godronné ; *Ca*, carrefour de l'hémisphère ; *sl*, septum
lucidum, limité en haut par le corps calleux, en bas par le trigone ; *C*, circonvolution du corps calleux ; 1, scissure calloso-marginale ; 1' sa portion
génuale ; 4, portion génuale de l'incisure entolimbique supérieure ; 5, incisure entolimbique inférieure ; ; 6, scissure rétro-limbique ; 7', sillon crucial accessoire ; 10, incisure para-sagittale ; 19, incisure infra-sagittale ;
+ pli de passage rétro-limbique ; ++ pli pré-limbique.

III. *Face supérieure de l'hémisphère droit montrant un peu la face
interne.* — 11, 11, scissure pariétale ; 16, sillon ectosagittal ; + pôle sagittal ; ++ pli de passage entre l'ectosylvienne et l'ectosagittale (pour
les autres indications, même légende que ci-dessus).

convolution sagittale. Par contre, on voit un *sillon crucial accessoire* bien accentué qui limite en avant le pôle sagittal et se continue avec ce sillon ectosagittal. De prime abord, on a tendance à prendre ce sillon accessoire pour le véritable sillon crucial ; mais si l'on considère que le pôle sagittal est toujours situé en arrière du gyrus sigmoïde, sur lequel il tend même à chevaucher, on est amené à conclure que le sillon limitant ce pôle est un sillon crucial accessoire qui s'est développé en proportion de l'effacement du véritable.

A partir du pôle sagittal, la circonvolution de même nom se continue jusqu'à l'extrémité postérieure de l'hémisphère en occupant peu de place contre la fente interhémisphérique. Elle est divisée, comme chez le bœuf, par deux incisures, l'une parasagittale, l'autre infrasagittale.

Le *sillon ectosagittal* est coupé en trois segments ainsi que dans les autres ruminants : un inférieur équivalant à la scissure pré-sylvienne, un antérieur réuni au sillon crucial accessoire et un postérieur.

II. *Circonvolution ectosagittale* (fig. 13 *ESa*). — Très flexueuse en avant, où elle porte le nom de circonvolution commune antérieure, elle se réunit avec la sagittale au pôle sagittal et se poursuit ensuite librement jusqu'à l'extrémité postérieure de l'hémisphère, où elle vient se jeter dans la commune postérieure après s'être élargie et dédoublée. Elle est coupée vers le tiers postérieur de l'organe par un sillon fort remarquable qui fait communiquer le sillon ectosagittal avec la scissure pariétale. Mais ce qui la caractérise surtout comparativement aux autres ruminants, c'est son peu de largeur, elle n'est dédoublée en effet que tout à fait en arrière ; c'est aussi une anastomose qu'elle présente, au niveau du sillon qui l'intercepte, avec l'ectosylvienne.

La *scissure pariétale* est divisée en deux segments par l'anastomose dont il vient d'être question.

III. *Circonvolutions du groupe sylvien* (fig. 13, S. *ES*). —

La *scissure de Sylvius* très remontée sur la face externe de l'hémisphère, est, à première vue, méconnaissable, car elle se trouve coupée par un pli de la circonvolution sylvienne, qui, dans les autres ruminants, plonge dans cette scissure au lieu de la traverser (fig. 13, +). D'autre part, elle est séparée de la scissure limbique par une circonvolution sous-sylvienne bien développée.

Les deux *circonvolutions sylvienne et ectosylvienne* sont confondues au-dessus de la scissure de Sylvius et, d'autre part, réunies l'une à l'autre en arrière de cette scissure par un gros pli de passage β simulant une circonvolution ascendante sur laquelle se brancheraient de part et d'autre les deux circonvolutions sylvienne et ecto-sylvienne pour se porter de là vers les circonvolutions communes en décrivant des flexuosités. En avant, elles ne s'anastomosent pas ou rarement entre elles, tandis qu'en arrière le sillon qui les sépare est coupé par un pli de passage + +.

Quant à la *circonvolution sous-sylvienne (In)* elle est moins épaisse que chez le bœuf ; on la voit surgir du fond de la fosse de Sylvius, décrire une ou deux sinuosités et se continuer antérieurement avec la commune antérieure et la portion orbitaire de la sagittale.

IV. *Circonvolutions communes* (fig. 13, *Ca*). — La *commune antérieure* (portion antérieure de l'ecto-sagittale) monte derrière la scissure pré-sylvienne, puis se continue sur le plan supérieur de l'hémisphère jusqu'au pôle sagittal en décrivant de grandes flexuosités ; elle s'unit en dedans avec la portion antérieure de la circonvolution sagittale (pli de passage sus-olfactif) et reçoit en dehors la terminaison des circonvolutions du groupe sylvien.

La partie située derrière la scissure pré-sylvienne est séparée de la circonvolution sylvienne par un sillon en forme de T (15') qui n'est évidemment que la partie antérieure du sillon sous-sylvien, isolée du restant de ce sillon par une anastomose réunissant la circonvolution précitée à l'insula.

La *circonvolution commune postérieure* n'offre rien de particulier comparativement aux autres ruminants.

En résumé, le cerveau des chameaux participe des caractères de ceux des Solipèdes et des Bovins, tout en présentant un certain nombre de caractères particuliers, à savoir :

1° La division de la circonvolution calleuse en deux plis chevauchants ; 2° l'étroitesse de la circonvolution ectosagittale ; 3° la division de la scissure pariétale en deux segments par un pli de passage ; 4° la séparation de la scissure de Sylvius et du sillon sous-sylvien par un autre pli de passage ; 5° l'existence d'un sillon en T. derrière la scissure présylvienne ; 6° l'absence de gyrus sigmoïde ; etc.

§ 9. — LAMAS.

Nous n'avons pas eu jusqu'à ce jour l'occasion d'étudier le cerveau d'un lama; mais les figures qu'en donnent quelques auteurs montrent qu'il est beaucoup plus voisin du cerveau des moutons que de celui des chameaux ; c'est tout ce que nous voulons en dire aujourd'hui ; nous attendrons d'avoir vu par nous-mêmes.

§ 10. — SOLIPÈDES (fig. 14 et 15).

Dans sa forme générale, le cerveau de ces animaux est plus long que celui du bœuf, moins rétréci à la partie antérieure et beaucoup moins convexe supérieurement. Voici quelques dimensions prises chez un petit cheval :

Longueur	120	millimètres.
Largeur maximum	106	—
Hauteur prise au niveau du lobule piriforme.	73	—

A. RÉGION DU SEUIL. — Le corps calleux est notablement

plus distant de l'extrémité postérieure de l'hémisphère que de l'antérieure. Sa longueur ne dépasse pas de beaucoup le tiers de celle des hémisphères.

La circonvolution godronnée n'offre rien de bien particulier ; on remarque toutefois que le corps godronné s'étend longuement sous le trigone, au-dessus du crochet supérieur de la circonvolution de l'hippocampe.

B. Grand lobe limbique. (Fig. 14). — La *circonvolution calloso-marginale* est parfaitement limitée dans toute son étendue et dépourvue d'autres plis de passage que celui établi par le carrefour de l'hémisphère. Elle est beaucoup plus large en avant qu'en arrière et divisée en deux plis secondaires par une incisure entolimbique très manifeste aux deux extrémités, plus ou moins interrompue dans le milieu. Le pli supérieur, le plus large, est lui-même subdivisé par plusieurs incisures ou fossettes.

Le *lobule piriforme* présente, comme dans le bœuf, un pli externe très accentué, en continuité avec la racine externe du lobule olfactif. Mais ce qu'il y a de plus remarquable dans l'arc inférieur du grand lobe limbique, c'est l'existence de deux plis de passage rétro-limbiques, tandis que, dans toutes les espèces précédemment étudiées, nous n'en avons rencontré qu'un, susceptible, il est vrai, de bifurcation. Le *pli rétro-limbique supérieur* (+) se jette sur les circonvolutions du groupe sagittal ; l'*inférieur* (+ +), sur les circonvolutions du groupe sylvien ; ils sont séparés l'un de l'autre par un sillon équivalent à la scissure rétro-limbique des autres animaux, sillon souvent interrompu par une petite anastomose qui réunit les deux plis et aboutissant à une flexuosité de la circonvolution commune postérieure qui le sépare de l'incisure supra-pariétale ; nous le désignerons sous le nom de *scissure rétro-limbique supérieure* (6), par opposition à la *scissure rétro-limbique inférieure* (6').

C. Masse circonvolutionnaire. — I. *Circonvolution sagit-*

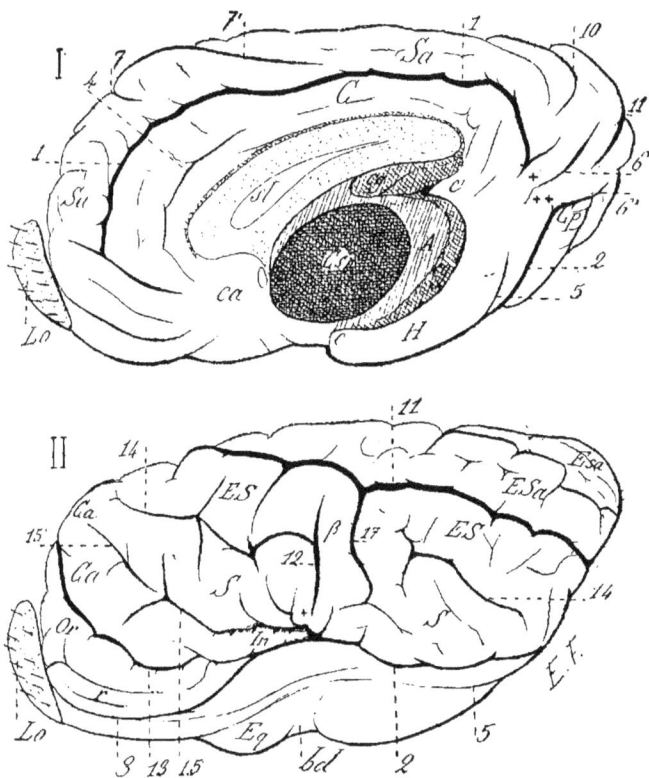

FIG. 14. — Cerveau du cheval.

1. *Face interne de l'hémisphère droit.* — *Cs*, Corps strié ; *A*, Corps bordant ; *cg*, corps godronné, formant avec le nerf de Lancisi la circonvolution
sous-limbique ; *H*, circonvolution de l'hippocampe ; *c*, crochet inférieur ;
c', crochet supérieur ; *sl*, septum lucidum ; *ca*, carrefour de l'hémisphère ;
C, circonvolution du corps calleux ; *Sa*, sagittale ; *Lo*, lobule olfactif ;
Cp, commune postérieure ; 1, scissure calloso-marginale ; 2, scissure rhino-
marginale ; 4, portion génuale de l'incisure entolimbique supérieure ;
5, incisure entolimbique inférieure ; 6, scissure rétro-limbique supérieure ;
6', scissure rétro-limbique inférieure ; 7, sillon crucial ; 7', sillon crucial
accessoire ; 10, incisure parasagittale ; 11, scissure pariétale

Face externe de l'hémisphère gauche. — *Eq*, espace quadrilatère ;
bd, bandelette diagonale ; *S*, circonvolution sylvienne ; *ES*, ectosylvienne ;
β, anastomose médiane des circonvolutions sylvienne et ectosylvienne ;
ESa, circonvolution ectosagittale ; *Ca*, commune antérieure ; *Or*, lobule
orbitaire ; *r*, pli subrostral ; *In*, insula ; 2, scissure hippocampo-marginale ;
3, scissure rhino-marginale ; 5, incisure entolimbique inférieure ; 11, scissure pariétale ; 12, scissure de Sylvius coupée de sa communication avec
la scissure limbique par le pli de passage + ; 13, scissure pré-sylvienne ;
15, sillon sous-sylvien ; 15', partie antérieure du sillon sous-sylvien ; 17,
branche post-sylvienne de la scissure pariétale.

tale (fig. 15). — La portion antérieure *(Or)* forme un lobule bien développé et dépourvu d'anastomose avec la circonvolution commune antérieure ; elle rappelle le lobule orbitaire du chien ; mais elle est plus obtuse, moins pointue. La scissure pré-sylvienne qui la limite en dehors se continue sans interruption avec la scissure pariétale au niveau du pôle sagittal ; elle commence à 3 1/2 ou 4 centimètres de l'extrémité antérieure de l'hémisphère. Ce lobule orbitaire est divisé antérieurement en deux gros plis, eux-mêmes subdivisés, plus ou moins fluxueux et anastomotiques, lesquels se réunissent supérieurement et se continuent par une circonvolution unique, sinueuse, qui plonge sous le pôle sagittal de l'hémisphère et s'enclave comme un coin entre ce pôle et la circonvolution du corps calleux.

Il n'existe bien distinctement ni *sillon crucial*, ni *gyrus sigmoïde* ; mais on voit un *sillon crucial accessoire* très développé et fortement oblique qui limite supérieurement l'enclave dont il a été parlé ci-dessus (fig. 14, 7) et vient se réunir, au-devant du pôle sagittal, au sillon ectosagittal et à la scissure pariétale.

La portion postérieure de la circonvolution sagittale *(Sa)* chevauche, comme on vient de la voir, sur la portion antérieure de la même circonvolution et se réunit avec l'ectosagittale pour former le *pôle sagittal*. Elle tient fort peu de place sur le plan supérieur de l'hémisphère, le sillon ectosagittal étant ici très près de la fente interhémisphérique ; néanmoins, elle est divisée par une incisure parasagittale et même par une incisure infrasagittale, en trois plis secondaires qui viennent se jeter sur la circonvolution commune postérieure.

II. *Circonvolution ectosagittale* (fig. 15, *ESa ESa'*). — Elle atteint l'apogée du développement ; sa largeur en arrière est de 4 centimètres environ. Elle commence au pôle sagittal et se divise bientôt en deux circonvolutions secondaires, grâce à une profonde incisure supra-pariétale, et chacune de ces circonvolutions est elle-même subdivisée et compliquée par d'autres et multiples incisures. Enfin, elle vient se jeter dans la circonvolution commune postérieure.

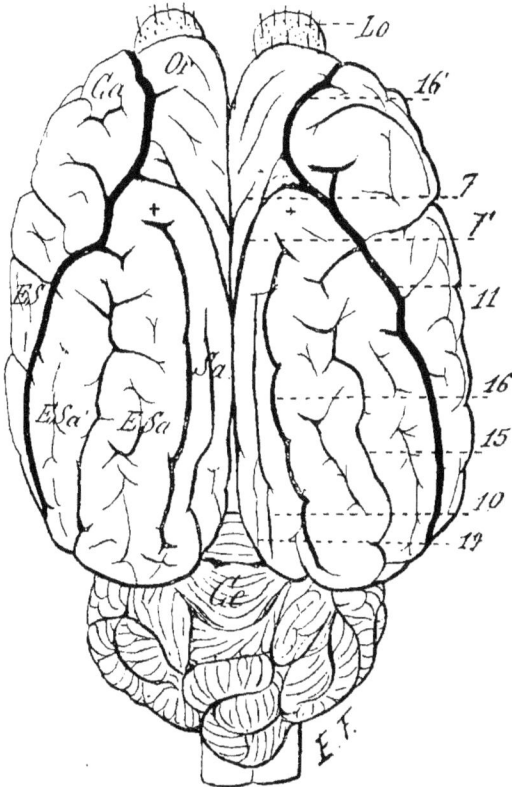

FIG. 15. — Encéphale du cheval, face supérieure.

La, Lobule olfactif ; *Ce*, Cervelet ; *Sa*, Circonvolution sagittale ; *ESa*, ectosagittale, branche interne ; *ESa'* ectosagittale, branche externe ; *ES*, circonvolution ectosylvienne ; *Ca*, commune antérieure ; *Or*, lobule orbitaire ; 7, sillon crucial ; 7', sillon crucial accessoire ; 13, incisure parasagittale ; 11, scissure pariétale ; 15, incisure supra-pariétale ; 16, sillon ectosagittal ; 16', sa partie antérieure réunie à la scissure pariétale ; 19, incisure infra-sagittale ; + pôle sagittal.

La scissure pariétale se continue, comme il a été déjà dit, avec le sillon ecto-sagittal au-devant du pôle sagittal en cou-

pant la communication de ce pôle avec la circonvolution
commune antérieure ; elle parcourt obliquement et presque
en ligne droite la face externe de l'hémisphère pour venir se
terminer dans l'un des méandres de la circonvolution commune postérieure. Il n'est pas rare qu'elle soit interrompue
en arrière par une petite anastomose réunissant les deux circonvolutions ectosagittale et ectosylvienne.

On voit ordinairement s'en détacher une branche inférieure
qui coupe plus ou moins profondément la circonvolution ectosylvienne, croise le sillon ectosylvien et descend jusqu'au
voisinage de la scissure hippocampo-marginale, non loin de
la scissure de Sylvius (fig. 14. 17) : c'est *l'incisure post-sylvienne*, qui parfois ne se réunit pas à la scissure pariétale.

III. *Circonvolutions du groupe sylvien* (fig. 14). La
scissure de Sylvius est ordinairement très courte ; on la
confondrait facilement, n'était sa situation, avec l'un des
méandres voisins de la circonvolution sus-jacente. Peut-être
cette brièveté tient-elle simplement à ce qu'elle a été coupée à
sa base par un pli de passage et en quelque sorte démembrée, ainsi que nous l'avons vu dans les chameaux ? La disposition indiquée fig. 14, II, tendrait à le faire croire. — Quoi
qu'il en soit, il y a là une différence caractéristique comparativement au cerveau des Bovins.

Les deux *circonvolutions sylvienne et ectosylvienne (S, ES)*
sont extrêmement compliquées, anastomosées l'une avec l'autre et non toujours faciles à suivre individuellement; elles occupent en grande partie la face externe de l'hémisphère et
affectent une direction générale oblique de haut en bas et
d'avant en arrière. Le sillon qui les sépare est divisé en plusieurs segments plus ou moins ramifiés.

Parmi les plis qui anastomosent ces deux circonvolutions,
un se distingue par son importance, c'est celui qui longe en
avant l'incisure post-sylvienne ; il figure une sorte de circonvolution ascendante qui coupe vers le milieu la syvienne et
l'ecto-sylvienne (fig. 14, β).

La *circonvolution sous-sylvienne ou de l'insula* (fig. 14, *in*)

paraît moins développée que dans les Ruminants ; on la voit
sortir de la base de la scissure de Sylvius et se diviser bientôt en deux plis, qui se bifurquent à leur tour, pour se continuer d'une part avec le lobule orbitaire, d'autre part, avec
la circonvolution commune antérieure. En outre, elle est divisée en trois ou quatre segments successifs par de petites incisures superficielles.

Le *sillon sous-sylvien* (fig. 14, 15) s'élève antérieurement
entre la circonvolution sylvienne et la commune antérieure
jusqu'à leur point de réunion ; il est le plus souvent interrompu par un pli de passage (1).

IV. *Circonvolutions communes.* — La *commune antérieure*
(Ca) a perdu sa continuité avec l'ectosagittale, par suite de
la réunion de la scissure pariétale avec le sillon ectosagittal.
Elle longe la partie antéro-inférieure de ce dernier (scissure
présylvienne), en allant de l'insula à la circonvolution ectosylvienne. Elle n'a pas de communication avec le lobule
orbitaire.

La *commune postérieure* décrit plusieurs grandes flexuosités en allant de la sagittale à la sylvienne ; elle reçoit, d'une
part les quatre grandes circonvolutions supra-sylviennes,
d'autre part les deux plis rétro-limbiques.

En résumé, le cerveau des solipèdes est, de tous nos animaux domestiques, celui dont la surface est le plus compliquée. On le distinguera aisément : 1° au grand développement de son lobule orbitaire ; 2° à la continuité de la scissure pariétale, avec la portion antérieure du sillon ectosagittal, ou scissure présylvienne, d'où résulte une grande an-

---

(1) La description que nous venons de donner pour les circonvolutions du groupe sylvien s'applique à peu de chose près au
plus grand nombre des cerveaux de solipèdes ; mais il y a d'assez
fréquentes variations dans le détail desquelles nous n'entrerons
pas, de crainte d'être fastidieux.

tuosité qui s'étend, en contournant l'extrémité antérieure de l'hémisphère, depuis la scissure rhino-marginale jusqu'au pli rétro-limbique inférieur ; 3° à la disposition chevauchante des deux portions de la circonvolution sagittale, considérées sur la face interne de l'hémisphère; 4° à l'extrème développement de la circonvolution ectosagittale, qui est complétement dédoublée par une incisure profonde et dont les deux parties tendent elles-mêmes à se dédoubler; 5° à la grande complication des circonvolutions sylvienne et ecto-sylvienne ; 6° au peu d'évidence de la scissure de Sylvius ; 7° à l'existence de deux plis rétro-limbiques ; 8° à la brièveté de la circonvolution sous-sylvienne qui se termine en avant par une sorte de digitation ; etc.

F. — Tableau récapitulatif des particularités de la surface cérébrale et de leurs principales synonymies.

A. RELIEFS.

Circonvolution godronnée ou sous-limbique.
- Corps godronné ou fascia dentata de la corne d'Ammon ou hippocampe.
- Tractus longitudinal du corps calleux ou nerf de Lancisi.

Grand lobe limbique
- Lobule olfactif
  - bulbe.
  - pédoncule ou bandelette.
  - racines.
  - espace quadrilatère ou triangle olfactif, espace perforé antérieur.
  - bandelette diagonale.
- Circonvolution du corps calleux ou calloso-marginale, circonvolution crêtée, gyrus fornicatus.
- Circonvolution de l'hippocampe, ou hippocampo-marginale, lobule de l'hippocampe, lobule piriforme (présentant un crochet supérieur et un crochet inférieur).

Circonvolution sagittale ou marginale

Lobule orbitaire ou lobe frontal de Broca.
- pli interne ou circonvolution frontale supérieure.
- pli externe ou circonvolution frontale inférieure.
- pli subrostral ou circonvolution olfactive.
- pli pré-sylvien ou circonvolution frontale limitante.

Gyrus sigmoïde
- branche antérieure ou circonvolution centrale antérieure ou pré-rolandique.
- branche postérieure ou circonvolution centrale postérieure ou post-rolandique.
- Commissure courbure.

Circonvolution sagittale proprement dite
- pli interne ou circonvolution spléniale.
- pli supéro-interne ou circonvolution supra-spléniale.
- pli supéro-externe ou circonvolution ento-latérale.

Circonvolution cérébelleuse
- pli interne ou circonvolution spléniale postérieure.
- pli supéro interne ou circonvolution supra-spléniale postérieure.
- pli supéro-externe ou circonvolution entéro-latérale postérieure.

Circonvolution ecto-sagittale

- partie antérieure (circonvolution supra-sylvienne antérieure des carnivores).
- partie postérieure
  - pli interne ou circonvolution ecto-latérale.
  - pli externe (circonvolution supra-sylvienne postérieure des carnivores.

Circonvolution ecto-sylvienne

- partie antérieure ou circonvolution ectosylvienne antérieure (partie péninsulaire chez le porc).
- partie moyenne ou circonvolution ectosylvienne moyenne.
- partie postérieure ou circonvolution ectosylvienne postérieure.

Circonvolu-
tion syl-
vienne
{
branche antérieure ou circonvolution sylvienne antérieure.

branche postérieure ou circonvolution sylvienne postérieure.

commissure ou courbure.
}

Circonvolution sous-sylvienne, ou de l'insula.

Circonvolution commune antérieure (comprend chez les animaux autres que les carnivores la partie antérieure de la circonvolution ectosagittale).

Circonvolution commune postérieure (peut être considérée comme la suite de la circonvolution sagittale).

Pôle sagittal (point de rencontre au bord supérieur de l'hémisphère des circonvolutions sagittale, ectosagittale et même commune antérieure.

Plis de passage
{
pré-limbique.

rétro-limbique { supérieur. / inférieur.

sagito-ecto-sagittal { antérieur. / postérieur.

sylvio-ectosylvien { antérieur. / moyen (pli félin). / postérieur.

transpariétal (unissant la circonvolution ectosagittale à l'ectosylvienne (chameaux, solipèdes).

supra-olfactif (unissant le lobule orbitaire à la circonvolution commune antérieure (porcs, ruminants).
}

B. ANFRACTUOSITÉS.

Rainure ou sinus du corps calleux, scissure supra-calleuse ; rainure ou scissure de l'hippocampe. Entre le grand lobe limbique et la circonvolution godronnée.

Scissure lim-bique
{
scissure rhino-marginale ou rhinale antérieure.

scissure calloso-marginale ou spléniale { portion antérieure ou génuale. / portion postérieure.

scissure hippocampo-marginale ou rhinale postérieure.
}

Scissure rétro-limbique. { supérieure. / inférieure.

Vallée, fosse et scissure de Sylvius.

Scissure pré-sylvienne ou sillon de Rolando de Broca (n'est que la partie antéro-inférieure du sillon ecto-sagittal).

Scissure pariétale ou grande scissure latérale. scissure suprasylvienne.

Branche sagittale de la scissure pariétale ou petit sillon en anse.

Branche post-sylvienne de la scissure pariétale ou incisure postsylvienne (solipèdes).

Sillon crucial ou scissure cruciforme { partie externe / partie interne.

Sillon crucial accessoire ou petit sillon crucial.

Sillon ou fosse olfactive.

Sillon ecto-sagittal ou latéral { portion antéro-inférieure ou scissure pré-sylvienne. / portion périsigmoïdienne ou sillon coronaire. / portion ectosagittale proprement dite. / portion ectocérébelleuse.

Branche supérieure ou post-sigmoïdienne du sillon ectosagittal. ou sillon en anse.

Sillon ectosylvien { partie antérieure. / partie moyenne. / partie postérieure.

Sillon sous-sylvien.

Incisure ento-limbique { supérieure (portion génuale). / inférieure.

Incisure parasagittale ou entolatérale.

Incisure infrasagittale ou supraspéniale.

Incisure suprapariétale ou ectolatérale.

G. — Comparaison du cerveau de l'homme avec ceux des mammifères domestiques (fig. 16. 17)

Le cerveau de l'homme se distingue par sa forme régulièrement ovoïde et surtout par son énorme développement. Il recouvre complètement le cervelet, ce qu'on ne voit jamais chez nos animaux. et, d'autre part, proémine considérablement sur le plan inférieur des pédoncules cérébraux.

GRAND LOBE LIMBIQUE. -- C'est un cerveau microsmastique ; le lobule olfactif est réduit à l'état d'une étroite bandelette, entièrement cachée sous la face inférieure du lobe orbitaire, bandelette que les anthropotomistes décrivent à tort sous le

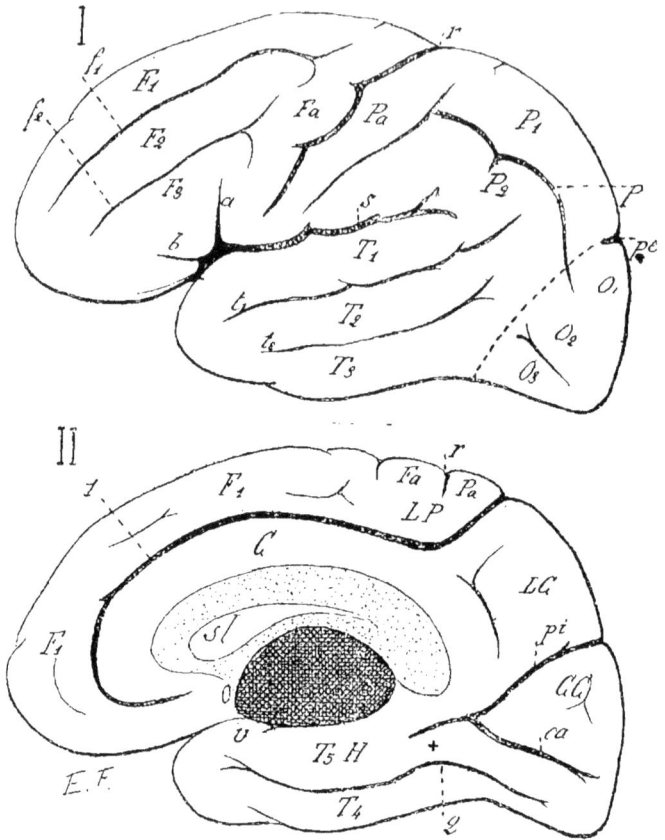

FIG. 16. — Cerveau de l'homme.

I. *Face externe de l'hémisphère gauche* — *s*, scissure de Sylvius ; *a*, sa branche ascendante : *b*, sa branche horizontale antérieure ; *r*, sillon de Rolando ; *Pe*, scissure perpendiculaire externe ; *f1*, sillon frontal supérieur ; *f2* sillon frontal inférieur : *t1*, sillon temporal supérieur : *t2* sillon temporal inférieur ; *P*, sillon pariétal ou interpariétal ; *F1*, première circonvolution frontale : *F2*, deuxième circonvolution frontale ; *F3*, troisième frontale : *Fa*, frontale ascendante ; *Pa*, pariétale ascendante ; *P1*, pariétale supérieure : *P2*, pariétale inférieure ; *O1*, première occipitale : *O2*, deuxième occipitale ; *O3*, troisième occipitale : *T1*, première temporale ; *T2*, deuxième temporale : *T3*, troisième temporale.

II. *Face interne de l'hémisphère droit.* — 1, scissure calloso-marginale : 2, scissure hippocampo-marginale se continuant par la scissure rétro-limbique ; *r*, scissure de Rolando : *P'*, scissure perpendiculaire interne ; *ca*, scissure calcarine : *C*, circonvolution calloso-marginale ; *F1*, Face interne de la première frontale : *Fa*, Extrémité de la frontale ascendante ; *Pa*, Extrémité de la pariétale ascendante ; *LP*, lobule paracentral ; *LC*, lobule quadrilatère : *CC*, Cunéus ; T , quatrième temporale ou première temporo-occipitale ; *T5*, *H*, cinquième temporale ou deuxième temporo-occipitale, ou mieux circonvolution de l'hippocampe ; *u*, uncus ou crochet de l'hippocampe : + pli de passage rétro-limbique.

nom de nerf olfactif ou nerf de la première paire. Les vrais nerfs olfactifs, nous l'avons vu, s'échappent de ce lobule et traversent le crible de l'ethmoïde. L'arc inférieur du grand

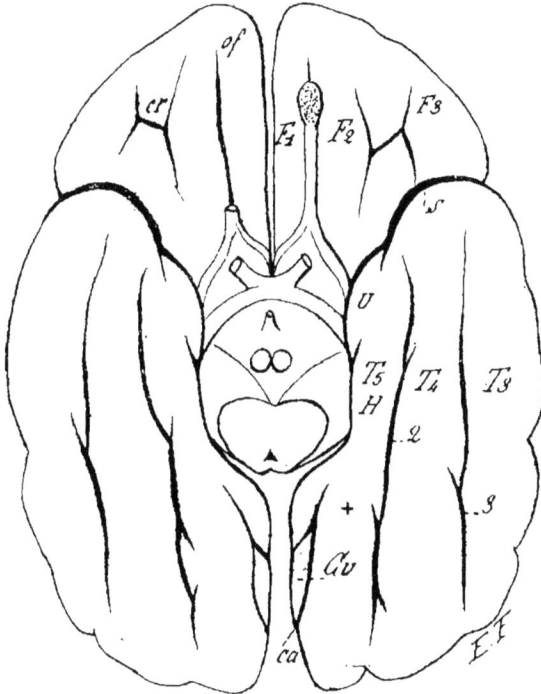

FIG. 17. — Face inférieure du cerveau de l'homme.

of, sillon olfactif : *S*, scissure de Sylvius ; *cr*, sillon en H ; *2*, scissure hippocampo-marginale ; *3*, sillon temporo-occipital externe ; *F1*, circonvolution olfactive interne (portion inférieure de la première frontale) ; *F2*, circonvolution olfactive externe (portion inférieure de la deuxième frontale) ; *F3*, circonvolution orbitaire (portion inférieure de la troisième frontale) ; *T3*, troisième temporale ; *T4*, quatrième temporale ; *T5*, *H*, cinquième temporale ou circonvolution de l'hippocampe ; *U*, uncus ; *Cu*, cunéus ; *ca*, scissure calcarine ; + pli de passage rétro-limbique.

lobe limbique de Broca (circonvolution ou lobule de l'hippocampe) est atrophié, mal délimité et dissimulé au côté interne du lobe temporal, auquel on a l'habitude de le rattacher. L'arc

supérieur ou circonvolution du corps calleux est, par contre, très évident, malgré les plis de passage qui l'unissent
aux autres circonvolutions de la face interne (fig. 16).

FACE EXTERNE (fig. 16, 1). — Quant aux autres circonvolutions du manteau, elles se répartissent en trois lobes principaux que l'on distingue facilement en examinant l'hémisphère par sa face externe. On voit, en effet :

1° Une profonde *scissure de Sylvius* dirigée en arrière, au
fond de laquelle on trouve l'insula de Reil quand on écarte
les deux parties qu'elle sépare.

2° Une autre scissure, dite *sillon de Rolando*, qui coupe à
peu près transversalement la partie moyenne de l'hémisphère.

3° Enfin une courte scissure appelée *scissure perpendiculaire externe*, qui échancre en arrière le bord sagittal de
l'hémisphère et se trouve particulièrement développée chez les
singes.

La partie de l'hémisphère située au-dessous de la scissure
de Sylvius constitue le *lobe temporal ou sphénoïdal*. La partie située en avant du sillon de Rolando forme le *lobe frontal*. Ce qui est en arrière de ce sillon appartient aux deux
lobes *pariétal* et *occipital* dont la limite est établie partiellement par la scissure perpendiculaire externe.

a) Sur le lobe frontal, on voit quatre circonvolutions : une
frontale ascendante, frontale limitante ou prérolandique, sur
laquelle se branchent, en se superposant, les trois autres, que
l'on appelle : 1re *frontale*, 2e *frontale*, 3e *frontale*. Celle-ci, immédiatement sus-jacente à la scissure de Sylvius, est, du
côté gauche, le centre du langage : on l'appelle circonvolution de Broca ou circonvolution du langage.

b) Le lobe pariétal comprend : une *circonvolution pariétale
ascendante* ou post-rolandique, une *pariétale supérieure* ou
première pariétale et une *pariétale inférieure* ou deuxième
pariétale : ces deux dernières séparées par le sillon interpariétal.

c) Le lobe temporal montre sur sa face externe trois circon-

volutions superposées, distinguées en 1re, 2e et 3e qui se réu
nissent en arrière, soit avec la pariétale inférieure, soit avec
les 2e et 3e occipitales.

d, Le lobe occipital, le moins étendu et le moins bien circonscrit de tous, semble surajouté à la partie postérieure de
l'hémisphère ; il se décompose extérieurement en trois circonvolutions antéro-postérieures dénommées : *première, deuxième* et *troisième occipitales.*

FACE INTERNE (fig. 16, 17). — Examinons maintenant la face
interne de l'hémisphère. On voit, indépendamment du grand
lobe limbique, déjà mentionné :

1° La face interne de la première circonvolution frontale et
des deux circonvolutions rolandiques (la partie qui correspond à ces deux dernières a reçu le nom de lobule *paracentral*) ;

2° Le *lobule carré*, encore appelé lobule central, lobule quadrilatère, qui est compris entre la scissure perpendiculaire
interne (suite de l'externe) et une branche de la scissure
calloso-marginale. Ce lobule est toujours en communication
avec la circonvolution du corps calleux ;

3° Le *lobule cunéiforme ou cunéus*, situé entre la scissure
perpendiculaire interne et la scissure calcarine, cette dernière
correspondant à une saillie du ventricule latéral que nous
mentionnerons tout à l'heure, sous le nom d'ergot de Morand ;

4° Enfin, la face interne du lobe temporal, parcourue par
deux circonvolutions dites *quatrième et cinquième temporal-
les*, ou encore première circonvolution temporo-occipitale et
deuxième circonvolution temporo-occipitale. Celle-ci ou cinquième temporale, n'est autre chose que la circonvolution de
l'hippocampe : elle se réunit à la face interne du lobe occipital par un pli de passage qui rappelle le pli rétro-limbique
des animaux.

CONFORMATION INTÉRIEURE. — Examiné à l'intérieur, le cerveau de l'homme présente les quelques différences principales suivantes :

a) Le *corps calleux*, très développé, forme au-dessus du ventricule latéral, en avant et en arrière, deux prolongements saillants, en forme d'angles, qu'on appelle cornes ou forceps du corps calleux. La corne postérieure (forceps major) se subdivise elle-même en une corne occipitale et une corne sphénoïdale.

b) Le *septum lucidum* est creusé d'une petite cavité dans son épaisseur.

c) Les *ventricules latéraux* offrent des particularités très remarquables. Ils ne se prolongent pas à l'intérieur des lobules olfactifs, qui sont rudimentaires. Par contre, ils possèdent un diverticulum qui s'enfonce dans le lobe occipital, au-dessous du forceps major; cette corne occipitale, plus ou moins développée suivant les sujets, et terminée en pointe, est quelquefois désignée sous le nom de *cavité digitale ou ancyroïde* ; elle présente sur son plancher une petite saillie appelée *ergot de Morand* ou *petit hippocampe*. La cavité ancyroïde et l'ergot de Morand n'existent pas chez nos animaux. Notons encore que, chez l'homme, la corne d'Ammon est un peu bosselée à sa surface et que sa substance grise apparaît au-dessous de la fimbria comme une lamelle denticulée justifiant l'appellation de *fascia dentata* ou *corps godronné*.

d) La *couche optique* forme une énorme saillie sur le plancher du ventricule latéral entre le noyau caudé et la corne d'Ammon : tandis que, chez nos animaux, elle n'entre pour rien dans la paroi de ce ventricule.

HOMOLOGATION. — Que si maintenant nous cherchons les parties équivalentes du cerveau chez l'homme et les mammifères domestiques, nous nous trouvons en présence de grandes difficultés et d'opinions contradictoires, car, au point de vue phylétique, l'homme se rattache aux mammifères prototypes à cerveau lisse sans autres intermédiaires que les singes. Il y a eu, dès l'origine, divergence d'évolution céré-

brale entre les Primates et les autres mammifères ; et ainsi
s'explique que les comparaisons des uns avec les autres
soient si peu probantes. Néanmoins nous allons chercher à
démontrer que, à travers les dissemblances, on peut trouver
de part et d'autre un certain nombre de traits communs.

Et d'abord où se trouve, chez nos animaux, le représentant
du sillon de Rolando, c'est-à-dire la limite postérieure du
lobe frontal ?   La plupart admettent, avec Broca, que c'est
la scissure pré-sylvienne. Meynert considère comme tel la
partie coronale du sillon ectosagittal. M. Arloing pense que
c'est la scissure pariétale. Enfin d'autres auteurs, à l'avis desquels nous nous rangeons, croient que le sillon crucial est
une amorce de sillon de Rolando et que les deux branches du
gyrus sigmoïde représentent les circonvolutions frontale ascendante et pariétale ascendante de l'homme. Dans cette dernière hypothèse, la scissure présylvienne des animaux serait
représentée chez celui-ci par la branche horizontale antérieure de la scissure de Sylvius (fig. 16, $\bar{v}$).

Autre question : Nos animaux ont-ils l'équivalent du lobe
occipital des Primates ?   Si l'on considère l'absence de
la scissure perpendiculaire, sur la face interne comme sur la
face externe de l'hémisphère, et surtout l'absence de la corne
occipitale du ventricule, on est porté à conclure que ce lobe
n'existe chez aucun de nos mammifères domestiques et que
son développement est corrélatif à celui de la corne postérieure du ventricule.

Ce lobe cérébral supplémentaire des Primates semble avoir
déterminé le reploiement de haut en bas et d'arrière en avant
des quatre grandes circonvolutions supra-sylviennes, qui ont
ainsi constitué le lobe temporal ou sphénoïdal, dont la forte
saillie a pris la place du lobule piriforme de nos animaux,
lequel est représenté, comme nous l'avons déjà dit, par la
cinquième circonvolution temporale des anthropotomistes ;
tandis que les quatre autres circonvolutions du même lobe
nous paraissent équivaloir respectivement à la portion post-

sylvienne. des circonvolutions sylvienne. ecto-sylvienne. ecto-sagittale et sagittale des animaux.

Au niveau du lobe pariétal. on ne trouve plus. il est vrai, que deux circonvolutions. séparées par une scissure dont Broca a établi l'équivalence avec la scissure pariétale des animaux : mais on peut admettre hypothétiquement que les quatre circonvolutions ordinaires se sont ici réunies deux à deux : la première pariétale représentant la sagittale et l'ecto-sagittale des animaux ; la deuxième pariétale, l'ecto-sylvienne et la sylvienne. Il est en effet commun, en anatomie comparée, de voir se confondre les circonvolutions du groupe sagittal ou du groupe sylvien.

Au-devant des circonvolutions rolandiques. assimilables à un gyrus sigmoïde qui aurait été étiré sur toute la hauteur de la face externe de l'hémisphère. on retrouve encore nos quatre grandes circonvolutions. mais les deux supérieures se sont réunies pour former la première frontale. tandis que l'ecto-sylvienne et la sylvienne forment respectivement la deuxième et la troisième frontale. Par conséquent. le sillon frontal supérieur représente. si ces vues sont exactes. le segment antérieur de la scissure pariétale : tandis que le sillon frontal inférieur équivaut au sillon ecto-sylvien.

Nous remarquerons enfin que. chez les Primates. l'insula de Reil est plus ou moins caché au fond de la fosse de Sylvius ; tandis que la circonvolution sous-sylvienne qui lui correspond chez nos animaux est à découvert. à moins qu'elle ne soit absente ou rudimentaire. Cette différence témoigne du degré de l'ampliation cérébrale. car la scissure de Sylvius peut être comparée à un point nodal que d'étroites connexions avec le corps strié empêchent de suivre le mouvement de croissance du reste de l'écorce. et rien ne traduit mieux la supériorité du cerveau humain que l'enfoncement profond de l'insula et la fermeture complète de la fosse de Sylvius.

Nous nous bornerons à ce court parallèle entre les cerveaux des Primates et ceux des autres mammifères : il ne saurait avoir la prétention de résoudre une question sur laquelle tant d'auteurs éminents sont en désaccord ; du moins apporte-t-il quelques vues nouvelles qui contribueront peut-être à son élucidation. C'est pour ne rien préjuger que nous nous sommes abstenus rigoureusement d'appliquer à nos animaux la terminologie humaine chaque fois qu'il y avait doute sur l'équivalence des parties comparées ; par exemple nous n'avons pas décrit chez eux les grands départements de 'a surface cérébrale que l'on reconnaît chez l'homme sous le nom de lobes. Si parfois nous avons parlé de région frontale, pariétale, occipitale, temporale, sphénoïdale, cela a toujours été d'une manière vague et seulement pour désigner les parties en rapport avec les divers os du crâne.

Pour terminer, nous résumerons dans le tableau ci-contre les homologies dont il vient d'être question.

HOMME	MAMMIFÈRES DOMESTIQUES
Longue branche de la scissure de Sylvius	Scissure de Sylvius.
Branche horizontale antérieure de la scissure de Sylvius . .	Scissure pré-sylvienne.
Sillon de Rolando	Sillon crucial.
Sillon interpariétal.	Partie postérieure de la scissure pariétale.
1er sillon frontal	Partie antérieure de la scissure pariétale.
Circonvolutions rolandiques . .	Gyrus sigmoïde.
5e circonvolution temporale. . .	Circonvolution de l'hippocampe ou arc inférieur du grand lobe limbique.
1re circonvolution temporale . .	Portion postérieure de la circonvolution sylvienne.
2e circonvolution temporale . .	Portion postérieure de la circonvolution ecto-sylvienne.
3e circonvolution temporale. . .	Portion postérieure de la circonvolution ecto-sagittale.
4e circonvolution temporale . .	Portion postérieure de la circonvolution sagittale.

1re circonvolution pariétale. . . .	Circonvolutions sagittale et ecto-sagittale réunies.
2e circonvolution pariétale. . . .	Circonvolutions sylvienne et ectosylvienne réunies.
1re frontale	Partie antérieure des circonvolutions sagittale et ectosagittale réunies.
2e frontale	Partie antérieure de la circonvolution ecto-sylvienne.
3e frontale	Partie antérieure de la circonvolution sylvienne.
Insula de Reil	Circonvolution sous-sylvienne.
Circonvolution du corps calleux.	Circonvolution du corps calleux, arc supérieur du grand lobe limbique.
Lobe occipital	Absent, ainsi que la corne ventriculaire qui lui correspond.

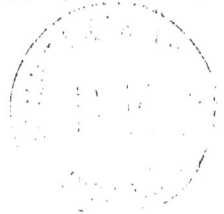

Lyon. — Imp. A. Rey, 4, rue Gentil. — 36179

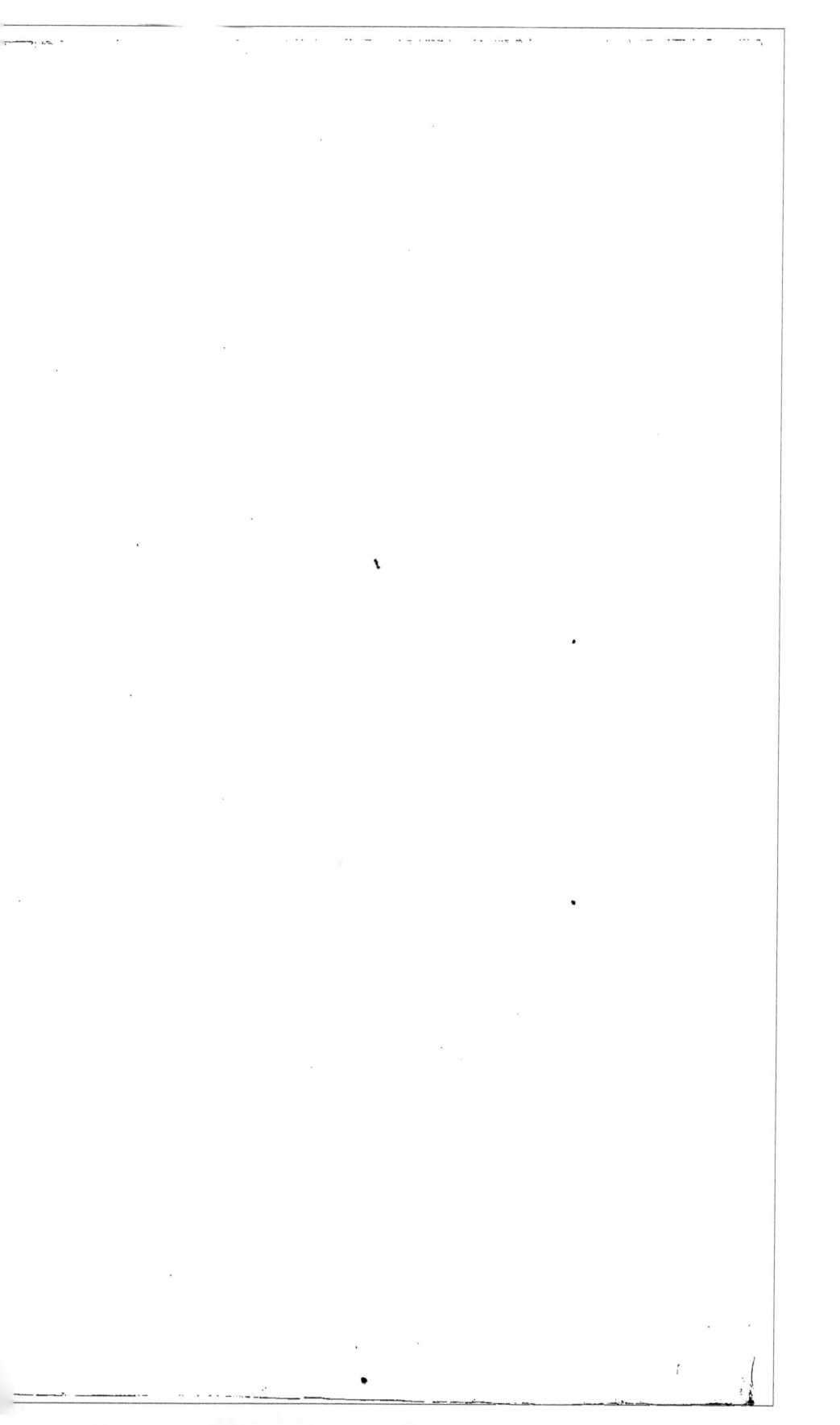

www.ingramcontent.com/pod-product-compliance
Lightning Source LLC
Chambersburg PA
CBHW071248200326
41521CB00009B/1676